Dans la peau d'une interne en psychiatrie

Myriam Freret-Hodara

Dans la peau d'une interne en psychiatrie

éditions érès

Conception de la couverture :
Anne Hébert

Illustration :
Luc Freret

ISBN : 978-2-7492-7733-2
CF – 800

33, avenue Marcel-Dassault, 31500 Toulouse
www.editions-eres.com

À Martin

À Joseph et Samuel

Préambule

Avant d'être dans la peau d'une interne en psychiatrie, j'ai habité d'autres peaux : entre autres celle d'une étudiante en littérature et en philosophie. Ma blouse de médecin s'est posée par-dessus des pages et des pages de romans, de poèmes, de sciences humaines, de pensées en tout genre, mais aussi de peintures, de sculptures, de voyages…

« Quel drôle d'oignon je fais ! » me suis-je dit. « Non Myriam, tu es médecin psychiatre. Répète après moi, je suis médecin psychiatre », me suis-je répondu.

Oui mais comment devient-on psychiatre ? Comment s'éveille-t-on à soi-même en tant que médecin ? Comment rentre-t-on dans ce métier ? Que met-on de nous-mêmes dans ce travail ? Comment se tisse le rapport au patient ?

Ce livre entend saisir quelque chose de la relation du psychiatre au patient. Il met en lumière la part d'intime qui existe dans les consultations, les atmosphères qui s'en dégagent et dessine un cadre technique thérapeutique. Pour cheminer vers cet intime, j'ai choisi la contrainte alphabétique pour aborder de nombreux aspects très différents de la relation de soin. L'abécédaire permet de « sortir de l'ordre logique et de pratiquer la pensée par association d'idées[1] ». C'est pour moi la meilleure façon de découvrir l'intime dont il est question dans mon propos, de me laisser surprendre par les idées, les souvenirs, les émotions, de me laisser envahir par les images qui rappellent mon lien, toujours unique, avec les patients. L'abécédaire est une forme vive et il rend compte de la façon dont je perçois pour l'instant mon métier, un art des remous.

Il me plaît d'imaginer cette spécialité médicale comme un lieu de brassage des idées et un carrefour de rencontres théoriques. Une psychiatrie faite de bric et de broc qui fonctionnerait davantage comme une palette de peintre ou une boîte à outils.

---

1. F. Garcin-Marrou, « L'abécédaire de Gilles Deleuze », *Ligeia*, vol. 153-156, n° 1, 2017.

La discipline prend alors forme grâce à l'agencement de différentes couleurs, de morceaux épars, d'entrées alphabétiques.

Mes professeurs de philosophie ont parfois dit que mes dissertations paraissaient « inachevées ». Je retrouve ce trait caractéristique aujourd'hui dans mon écriture, sauf qu'il s'agit d'un inachevé délibéré. Et dans le métier de psychiatre, ne jamais trop « achever » la personne qui vient demander de l'aide est de bon ton ! Je prends donc place dans cet inachevé, j'y dessine un univers par touches successives grâce à l'ordre des lettres.

Voici donc mon abécédaire interne et psychiatrique. De mes premières rencontres avec des femmes et des hommes en souffrance jusqu'à la fin de mon internat, il est le fruit d'un cheminement personnel. Il est aussi le témoin d'une pratique médicale et d'une vision du soin en train de se forger. La relation médecin-patient devient ici un dispositif qui révèle les méandres de nos existences.

B comme blues

La rencontre inaugurale avec un patient fou est vertigineuse.

Elle s'est faite lors de ma première garde d'interne en psychiatrie. Le patient est un jeune adulte, je suis à peine plus âgée que lui. Nous prenons place, l'un en face de l'autre. J'ai du mal à croiser son regard. Très vite, sans se présenter, il décrit à l'endroit de son corps une bizarrerie. Il se sent léger, tellement léger qu'il pourrait s'envoler. Cette sensation de ne plus être comme d'habitude, d'être étranger à lui-même, l'amène à consulter en urgence en psychiatrie. Moi, jeune apprentie, je vis très intensément ce premier face-à-face, presque comme un corps-à-corps, avec le patient. Au fur et à mesure de l'entretien, je me sens devenir lourde, comme si je me remplissais de gravier. Lui se sentait un oiseau, moi une pierre. À son impression insupportable de devenir léger, de disparaître, répond mon impression de devenir lourde, d'être figée. J'étais tétanisée face au patient.

Ce premier entretien psychiatrique s'est soldé par une dérobade. J'ai prévenu mon chef d'astreinte que je ne verrai plus de patients seule sur cette garde. Ma soi-disant vocation pour le métier de psychiatre prenait son premier plomb dans l'aile et cet entretien fut le point de départ d'une prise de conscience sérieuse : écouter, ça s'apprend. J'allais devoir m'exercer à trouver ma place de médecin, à endosser le rôle de psychiatre et à accueillir l'autre, quel qu'il soit, sans faillir. J'allais apprendre un métier et travailler à incarner un rôle difficile à jouer puisque, souvent, la question d'être ou ne pas être allait être au cœur de mes entretiens avec les patients.

Tout métier exige un apprentissage. Qu'il soit beau, dur, fichu, foutu ou sale, le métier doit rentrer. Et par quelle porte, s'il vous plaît, rentre le métier de psychiatre ?

« Toc toc toc.

– Oui, entrez.

– Docteur, vous vous souvenez de ce dont on a parlé hier. J'ai bien réfléchi et même si des analyses génétiques prouvaient que je ne suis pas la petite-fille d'Hitler, je penserais que ce sont des analyses falsifiées. Je suis sûre d'être la petite-fille d'Hitler, je le sens dans mon corps, je le sens dans mes bras, je le sens dans ma langue et c'est très mal. »

Voilà une des portes d'entrée dans le métier de psychiatre : la rencontre avec le fou[1]. Qu'en dites-vous ? L'entrevue est d'abord plutôt cocasse. La réalité du fou est pour le moins déconcertante (mot issu du latin *certus* « fixé, sûr »). Aborder « le champ du fou[2] » n'est pas une expérience

---

1. Réhabilitons d'emblée le mot de fou, puisque c'est celui que j'utilise ici. Dans l'introduction de son ouvrage *Un homme comme vous* (Paris, Le Seuil, 2014), Patrick Coupechoux, journaliste et écrivain, évoque la disparition du terme de folie qui, dit-il, « a été banni du vocabulaire [...] du discours dominant », p. 18. Le terme a été traqué contre celui de schizophrénie qui renvoie à une maladie « La folie est peut être une maladie [...] mais elle n'est pas que cela. On sait qu'elle a quelque chose à voir avec les relations que nouent les humains entre eux ; que tout ne se passe pas dans le cerveau, mais qu'une bonne partie des problèmes prennent leur source dans la vie réelle ; que la folie peut ne pas nous épargner, qu'il y a des moments, dans notre vie, où elle n'est pas loin de frapper à notre porte [...]. On ne peut nier que la folie a à voir avec nous, que la coupure entre le fou et nous n'existe pas en réalité. »
2. *Petit discours aux psychiatres de Sainte-Anne* dans lequel Jacques Lacan évoque « L'expérience qui est celle de la position du médecin qui aborde le champ du fou, la réalité du fou, la confrontation avec le fou, l'affrontement avec le

banale et j'ai toujours vécu cette expérience comme extrêmement troublante. Et c'est dans cet espace trouble de la rencontre avec le patient délirant que le jeune interne apprend son métier. (Presque) à l'improviste.

Lors de son premier contact avec la scène, Constantin Stanislavski rapporte à la fois cette inquiétude face à la rencontre et cette déception enfantine que l'on ressent quand nos rêves tenaces s'évanouissent. « Mon impuissance à extérioriser des sentiments m'emplissait d'un tel trac que je sentais mon visage et mes mains se durcir comme du marbre. Toutes mes forces se concentraient inutilement. Ma gorge se serrait, ma voix montait, je forçais mes gestes. J'en avais honte. Le sentiment de mon échec et de mon impuissance me rendait furieux. [...] Je ressentais toute la blessure qui venait d'être faite à l'homme qui découvre que sa confiance a été trompée[3]. »

---

fou » ; expérience que l'on imagine déjà saisissante si l'on s'en tient aux termes choisis pour qualifier cette rencontre singulière. Une rencontre quasi charnelle s'il en est.

3. Constantin Stanislavski, comédien, metteur en scène et professeur d'art dramatique, nous livre dans son ouvrage *La formation de l'acteur* (Paris, Payot, 1963), sa propre expérience de comédien, fait le récit de l'évolution de sa propre réflexion et expose sa méthode de formation.

Face au patient, le psychiatre en herbe est livré à lui-même, comme le comédien qui prend place sur les planches pour la première fois. La représentation a commencé, le décor est planté, les personnages sont là et attendent que la scène se déroule. Le parallèle entre l'apprenti médecin et l'apprenti comédien m'est apparu à plus d'un titre pertinent. Il y a un décor (l'hôpital), un costume (la blouse), deux protagonistes en présence (voire davantage) et une scène à jouer. Les décor et costume, s'ils aident à se mettre dans la peau du personnage du psychiatre, ne suffisent pas. Dans la peau d'un psychiatre, la blouse y joue pour beaucoup cependant (en témoigne la fierté avec laquelle les jeunes étudiants-coqs et les jeunes étudiantes-poulettes se pavanent les premiers temps après remise de leur blouse d'externes en médecine). Ils se sentent des super-héros. Et pour cause, la blouse est le premier accessoire du médecin, avec son stéthoscope bien entendu. Elle vient marquer l'appartenance de l'individu qui la porte à un corps de métier (comme celui des pompiers ou des policiers), et nombre de patients n'hésitent pas à nous donner le titre de « docteur » à partir du moment où cet ornement[4] est repéré ; mais « l'habit ne fait pas le moine », même s'il y contribue !, comme le dit un bon vieux dicton.

Ce métier « on l'a dans la peau » ou « il colle à la peau », entend-on dire de certains carabins. « Sans ma blouse j'ai le blues[5] », c'est ce que l'on croit d'abord… mais le métier de psychiatre se taille sur mesure. Il ne suffit pas d'enfiler une blouse… alors laissons-la tomber.

---

4. Il est important de noter qu'en psychiatrie, la blouse est davantage un ornement qu'un vêtement de travail. C'est un ornement absolu chez les praticiens hospitaliers psychiatres puisque, respectant l'ordre hiérarchique, c'est à l'interne en psychiatrie et plus encore à l'externe du service, de toucher les patients. Ainsi, l'interne en psychiatrie examine les patients hospitalisés de façon systématique dès chaque admission dans les services, et dès que survient un désordre organique. Le PH n'a que rarement ce rôle et n'en veut pas spécialement. On le comprend ! Qu'entendrait-il dans son stéthoscope ? Que toucherait-il sous le plat de ses doigts ?, lui qui n'est plus entraîné depuis belle lurette à cet exercice délicat. La plus grande partie de son travail, le psychiatre l'exerce à échanger avec le patient par les moyens du langage et n'a guère besoin de la blouse blanche pour le protéger des miasmes humains… Reste à savoir de quoi se protègent les psychiatres-en-blouse aguerris…
5. Slogan imaginé par ma sœur Betty alors doctorante en neurosciences pendant les manifestations des chercheurs en 2014.

C comme cabotin

« C'est une action exorbitante. Un attentat énorme contre la médecine. Un crime de lèse, faculté, qui ne se peut assez punir ! » s'écrit monsieur Purgon à la scène V du troisième acte du *Malade imaginaire* parce que son patient, Argan, n'a pas pris le clystère prescrit. Le docteur Purgon est un cabotin hors pair. Il cherche à se faire valoir, à satisfaire son besoin narcissique, par des manières affectées. Il peste contre son patient qui a désobéi, qui n'a suivi ni ses conseils ni son remède, il se sent outragé et veut punir le malade pour cet affront. Monsieur Purgon incarne ce médecin imbu de lui-même, ce médecin aux attributs caricaturaux que sont la puissance et le caractère autoritaire. Il est ce médecin paternaliste et tellement rigide que cela rend sa prestation ridicule. Ainsi monsieur Purgon représente ce comédien sans talent, ce mauvais acteur qui nous guette tous dans la profession médicale. Il symbolise le cabotin qui chercherait davantage à attirer l'attention du spectateur sur lui-même qu'à servir son rôle, ce médecin plus soucieux de complaire à son patient que de concourir à améliorer sa santé. Dans ce sens, il cherche davantage à exercer son « désir de puissance[1] » qu'à répondre à la demande de son patient.

C'est ce désir de puissance frustrée qui est lisible dans la réplique de monsieur Purgon à Argan et comme le souligne Lucien Israël : « Il n'est pas certain qu'une telle scène soit impensable de nos jours. » Dans un autre ouvrage, Israël reprend la pièce de Molière en disant que « *Le malade imaginaire* devrait être le miroir auquel le médecin ferait bien de se contempler chaque matin. » De quel miroir s'agit-il ? De quel reflet tout médecin devrait-il se méfier ? C'est justement de ce reflet de médecin-cabotin que l'on doit se méfier et de son costume : les attributs

1. L. Israël, *Le médecin face au désir*, Toulouse, érès, 2007. « Bien sûr cette puissance est orientée dans le sens de l'efficacité pour le malade, mais inconsciemment peut-être, le médecin attire-t-il une satisfaction narcissique de l'exercice de cette puissance. Au point d'en vouloir au malade qui désobéit. »

caricaturaux du médecin à savoir le dogmatisme rigide, l'autoritarisme et la perversion[2].

Durant l'internat, j'ai pu ressentir pour moi-même et observer chez mes collègues des attitudes que je ne trouvais pas satisfaisantes pour les patients, des comportements qui ne permettaient pas une rencontre psychothérapeutique. Par rencontre psychothérapeutique, j'entends simplement une rencontre médecin-soigné qui donne au patient le sentiment d'avoir été entendu, et ce quelle que soit la raison pour laquelle le patient vient consulter. Nous sommes parfois amenés à ne rencontrer les patients qu'une seule fois, par exemple aux urgences psychiatriques où les patients sont adressés ou se

---

2. Dans le chapitre intitulé « Mythes et limites de la formation psychologique du médecin » dans l'ouvrage *Le médecin face au désir*, Lucien Israël écrit : « On connaît ces traits de caractère que l'on peut déceler trop souvent (chez les médecins) :
– l'impénétrabilité à toute acquisition, la conviction de tout savoir, d'avoir tout compris, qui détermine le dogmatisme, l'attitude rigide, la difficulté de discussion, la fabrication de système clos ;
– la conviction de la toute-puissance, qui amène si souvent le médecin à déborder le champ de la médecine pour accéder aux domaines réservés de la puissance : notamment la politique ;
– enfin, la toute-licence, qui amène le médecin à des attitudes perverses, heureusement rares, mais combien dangereuses. »

rendent par eux-mêmes pour une évaluation dans une situation psychique urgente. Même dans ce cas de rencontre unique, notre rôle de médecin est de parvenir à opérer chez le patient, et ce pendant le temps de la consultation, un mouvement vital. Il peut s'agir d'un mieux-être, d'un apaisement, d'une prise de conscience d'un mal-être qu'on n'avait pas identifié, d'une volonté de se faire aider, voire d'être hospitalisé, de la mise en mots d'un désordre psychique…

La consultation est le lieu privilégié de l'écoute du patient et elle doit être tout entière tournée vers cette dernière. Cette écoute demande de la subtilité. Cette écoute demande de ne pas chosifier le patient afin de lui laisser la place de s'exprimer, la place de souffler, la place de penser et de se laisser aller à dire sans se censurer. C'est pourquoi le rôle du psychiatre est un rôle difficile à jouer. Il demande à la fois de la discrétion et du retrait pour laisser la place à la parole de l'autre, il demande de l'humilité pour se retenir parfois d'être pourvoyeur de conseils voire donneur de leçons[3], il demande de la

---

3. D'autant plus que les patients qui viennent consulter sont dans des situations de grande fragilité psychique, et donc facilement impressionnables.

patience pour laisser le patient aller à son rythme, il demande de se tenir au même niveau d'interlocution que les patients. Ainsi, nous devons, en tant que médecin, faire tout un travail intérieur afin de façonner le personnage de psychiatre dans le sens de l'idéal que nous nous en faisons.

Pour ma part, une fois la blouse endossée, restait à m'observer moi-même, et à modeler la médecin que je souhaitais être en visant un idéal qui se dessinait au fur et à mesure des stages, des années, des rencontres avec les patients. Stanislavski dans le chapitre 8 consacré à « La foi et [au] sens du vrai », dit à ses élèves comédiens : « Le faux peut vous fournir un point de comparaison pour vous indiquer ce qui est à rejeter. Dans le travail des autres, dites sincèrement si vous croyez à ce que vous avez entendu et vu, et relevez tout particulièrement les passages qui vous ont semblé les plus convaincants. Ce que le public désire avant tout c'est croire tout ce qui se passe sur la scène[4]. » De la même façon, en tant qu'élève en psychiatrie, je travaille mon personnage de médecin à partir de ce qui m'apparaît faux, de ce qui sonne faux chez moi et chez les collègues.

4. C. Stanislavski, *La formation de l'acteur*, Paris, Payot, 1963.

Lors de mon premier stage d'interne à l'hôpital du Hasenrain à Mulhouse, j'ai vécu mes premiers faux pas[5]. J'ai commis des maladresses sérieuses qui m'ont fait trébucher et ont peut-être fait trébucher les patients avec moi. Il y avait notamment un patient mélancolique qui était hospitalisé depuis plus d'un an, qui avait passé beaucoup de temps en chambre d'isolement suite à des tentatives de suicide de plus en plus graves. Les différentes équipes soignantes se trouvaient très embêtées avec ce patient pour lequel différentes thérapies médicamenteuses avaient été essayées, différentes psychothérapies, sans amélioration de son état de santé psychique. Dès mon arrivée dans le service, j'ai « pris à cœur » (expression qui témoigne déjà d'un faux pas car prendre en charge un patient avec son cœur est dangereux) la situation de ce

5. Ces premiers faux pas me rappellent ceux de mon fils Joseph qui apprend à marcher. Il découvre un nouveau monde en étant debout, et l'exploration de ce nouvel univers demande un sacré courage, d'abord parce qu'il quitte un monde horizontal et stable, ensuite parce qu'il se retrouve à la verticale, beaucoup plus loin du sol, et qu'il trébuche sans arrêt. Le passage du statut d'externe en médecine à celui d'interne en psychiatrie m'a fait cet effet-là, un effet de vertige, où les appuis sur lesquels je comptais ont volé en éclats, il s'agit alors de retrouver un nouvel équilibre.

patient dans un état de détresse absolue. Ce patient peignait avec acharnement depuis son hospitalisation et nous avons pris l'habitude de discuter de cet élan créatif lors d'entretiens quotidiens. Assez rapidement, ce patient s'est dit « sous le charme » et m'a proposé un repas à l'extérieur que j'ai refusé. Le seul fait que ce transfert « charmant » ait existé me fait dire que j'ai participé à sa possibilité. Ma posture de psychiatre était très fragile au début, c'était une posture balbutiante et maladroite et, avec le recul, je pense avoir utilisé des ressorts « affectifs » pour aider les patients. Quelques mois après avoir quitté ce service, une infirmière m'a contactée pour me faire part du décès de ce patient, il s'était suicidé par étouffement avec un sac plastique lors d'une permission. Entre temps j'avais reçu à mon domicile, pour mon anniversaire, un colis avec les nombreuses caricatures que monsieur Raoul avait faites de l'hôpital psychiatrique, des livres et des CD. Je n'avais pas gardé de contacts avec ce patient. Mais j'ai hésité. Je me souviens encore de mon dernier jour au service, j'avais récupéré mes affaires dans le bureau de l'interne, et une fois dans mon véhicule, monsieur Raoul m'avait regardée partir depuis la fenêtre de sa chambre. Je m'étais sentie impuissante, triste, craignant sans doute le malheur qui devait arriver quelques mois plus tard.

Quand j'évoque les ressorts « affectifs » de façon négative pour parler d'outils de travail utilisés alors, je pense, en ce qui me concerne, à l'empathie à outrance, à la séduction, à la gentillesse débordante, toutes sortes de « stratégies » qu'en tant que médecin, je mettais en place pour faire en sorte que mes patients aillent mieux.

« Toute allusion à la "sphère affective" peut évidemment paraître suspecte en matière de médecine scientifique. On peut craindre de s'égarer dans ce qui est flou, non formulable et indescriptible[6] » écrit encore Israël. Pourtant, cette sphère affective fait partie de la relation médecin-malade, raison pour laquelle elle mériterait d'être étudiée. Elle devrait être questionnée car il importe de savoir avec quels outils on travaille, avec quelles émotions, avec quelles intentions ? Ainsi, la façon dont je me suis présentée à ce patient n'était pas juste. J'étais en porte-à-faux dans le sens d'une personne qui n'est pas d'aplomb et manque de stabilité par absence

6. L. Israël, *Initiation à la psychiatrie*, Paris, Masson, 1997, p. 168.

d'un élément de soutien. Je manquais d'expérience et de réflexion quant à mon statut de médecin. Je ne savais pas comment me « défendre » des affects des patients, de leurs demandes parfois appuyées et je pense que la réponse apportée n'était pas la bonne.

J'étais, comme le docteur Purgon, à ma façon, un peu cabotine. Par cabotin, j'entends donc un médecin qui joue faux, qui utilise des affects déplacés (séduction, bienveillance, autoritarisme, complaisance…) avec ses patients. Dans un chapitre intitulé « Où jouer devient un art », Stanislavski met en garde les apprentis comédiens contre « tout ce qu'il ne faut pas faire » pour que le jeu soit « vrai ». Il parle d'une « exploitation de l'art théâtral » où l'acteur cherche à « flirter avec le public », où l'acteur « exploite son art à des fins personnelles ; montrer sa beauté, rechercher la popularité, le succès, faire une carrière[7] ». Je soutiens qu'il existe le même type d'exploitation de l'art médical, et l'un des écueils possibles de notre métier serait de s'appuyer sur notre statut pour asseoir une puissance narcissique et une « mégalomanie ». Lucien Israël insiste beaucoup dans ses ouvrages sur les fantasmes qui existent

7. C. Stanislavski, *op. cit.*

chez certains médecins et qui représentent un des déterminants fondamentaux de la vocation médicale. Il rappelle l'importance de connaître un peu mieux ses fantasmes et ses désirs et donne pour sa part aux psychanalystes la fonction d'assumer la formation psychologique des médecins, car selon lui, ces derniers ont travaillé pour eux-mêmes les questions du fantasme et du désir qui sont à l'œuvre dans le métier de médecin.

Se méfier donc du cabotin qui est en nous, c'est se méfier du glissement des désirs de base que nous pouvons avoir en tant que médecin (savoir, pouvoir et faire le bien, selon Israël), vers la réalisation des fantasmes qui s'y rapportent. S'en méfier signifie prendre conscience de ce qui pourrait, chez nous, se satisfaire d'un désir personnel et donc desservir le malade qui vient nous consulter.

Transformer la cabotine qui est en moi pour façonner un rôle de médecin plus idéal, idéal en mouvement que je tente encore et toujours de définir, telle est une des visées de mon métier.

D comme destinée[1]

« C'est au fond le seul courage qu'on exige de nous ; être courageux face à ce que nous pouvons rencontrer de plus insolite, de plus merveilleux et de plus inexplicable. Que les hommes aient, en ce sens-là, été lâches a infligé un dommage irréparable à la vie ; les expériences que l'on désigne sous le nom d'"apparitions", tout ce qu'on appelle "le monde des esprits", la mort, toutes ces choses qui nous sont si proches ont été à ce point en butte à une résistance quotidienne qui les a expulsées de la vie que les sens qui nous eussent permis de les appréhender se sont atrophiés. […] Or la peur de l'inexplicable n'a pas appauvri seulement l'existence de l'individu, elle a également restreint les relations entre les hommes, extraites en

1. « … On était tous les deux destinés… », chante Guy Marchand.

quelque sorte du fleuve des virtualités infinies pour être placées sur un coin de rive en friche où il ne se passe rien. »

Ces quelques lignes sont de Rainer Maria Rilke dans ses lumineuses *Lettres à un jeune poète*[2]. J'ai craint moi aussi d'être paralysée par la maladie d'un patient. Monsieur Jean souffrait d'une grande tristesse et d'une tumeur cérébrale quand il est venu consulter. Dès notre premier entretien, j'ai ressenti ce vent de crainte, je pensais devoir être le témoin de ce temps de vie qui lui restait, et je ne m'en sentais pas capable, je redoutais alors de nous laisser tous les deux sur ce coin de rive en friche dont parle Rilke, où la vie n'a plus sa place.

Comment soigner dans un temps que l'on ressent comme irréversible ? Comment permettre la vie, le temps des possibles, quand on se sent encerclé par la fin ? Comment apprivoiser ce temps fatal, ce destin rigide, pour rentrer dans la destinée, « cette aura qui entoure le destin[3] », et rendre

2. R.M. Rilke, *Lettres à un jeune poète*, Paris, Insel, 1929.
3. « La destinée est en quelque sorte le destin augmenté de la liberté humaine. Ce que le destin rejette comme absurde, contingent, la destinée l'admet et lui donne une raison a posteriori », dans L. Barillas, *L'instant et la durée : Jankélévitch et les soins palliatifs*, Paris, Puf, 2016.

au patient cette liberté qu'il déplorait avoir perdue ?

Ce genre d'impasse se rencontre souvent dans la relation thérapeutique. Il est alors important de se mettre soi-même en mouvement, de trouver les moyens nécessaires pour débloquer ce qui nous immobilise, sans cela les conditions nécessaires au soin ne sont pas réunies. Dans le cas particulier de ce patient, il me fallait opérer un changement de regard pour ne pas le condamner à mort moi aussi. Il me fallait penser sa mort, et la mort de façon plus générique, autrement que comme un horizon certain et implacable qui paralyse. Qu'avais-je d'autre comme « solution miracle » que de me concentrer, dans un premier temps, sur le moment présent, sur le moment de la consultation, où monsieur Jean était là, en chair et en os, avec son bonnet marin et son calepin sur lequel il griffonnait avidement dans la salle d'attente ? Grâce à ce temps impromptu et improvisé[4] de la

4. « Improviser c'est faire sans préparation, c'est faire sur-le-champ ; que ce soit la musique, des vers ou un dîner. Improviser, c'est exposer et s'exposer sans préalable. Ça veut dire en clair, qu'improviser, c'est : oser commencer ! À l'improviste. Et c'est là qu'on retrouve les trois temps de ce qu'est un impromptu : l'improvisateur s'ouvre à l'avenir (et non dans le futur comme chez HSBC) en s'autorisant le présent sans se laisser détruire par le passé. » R. Meyer,

consultation, l'horizon de la mort a davantage pris la forme d'une *hora incerta*[5] (heure incertaine) que celui d'une fatalité temporelle. La consultation hebdomadaire ouvrait ainsi un temps plus serein, un autre espace dans lequel le patient vivait plus librement, s'exprimait en domptant sa peur, un autre espace depuis lequel j'ai pu l'entendre aussi sans être terrifiée par une mort à venir. J'oubliais qu'il allait mourir quand il était là, et j'y pensais quand il n'était pas là, je jonglais avec ces deux pensées, supportant ce flou du temps restant, ce non-savoir et l'angoisse qui l'accompagne.

Le philosophe Vladimir Jankélévitch s'est intéressé à la mort et s'est penché sur la relation de l'individu à la mort. Son livre *La mort*, ainsi que la réflexion qu'en a livrée la philosophe Laure Barillas à propos des soins palliatifs, m'a permis d'y voir plus clair et de me guider dans cette difficile prise en charge.

Pour Laure Barillas, « les soins palliatifs, en ce qu'ils rendent l'*hora* toujours *incerta*, ont une vocation métaphysique

---

L'improvisation, une folie harmonieuse, Séminaire de l'ALI, 2014-2015.

5. L. Barillas, *op. cit.*

fondamentale : celle de garantir la puissance de notre liberté. [...] Mais si les soins palliatifs restituent à la futurition son sens et à la liberté sa puissance, le problème demeure celui de leur durée. Dans l'instant, s'ils sont libérateurs, dans la durée, "à la longue", ils perdent leur sens puisque la mort ne peut indéfiniment être repoussée. Le cas limite des soins palliatifs pose le problème de la valeur de l'instant dans la pensée de Jankélévitch[6] ». Cette réflexion sur le rapport au temps des soignants et des patients en soins palliatifs semble révéler que si la mort, la fin de la vie, est acceptable, c'est à la condition de rester incertaine. Or Laure Barillas rappelle que dans la durée, même si la fonction du médecin est de prolonger la vie, « ne serait-ce qu'un instant de plus[7] », l'incertitude du moment de la mort en soins palliatifs n'est pas tenable. C'est pourquoi l'instant, ce morceau de temps qui échappe à la durée, qui se dégage à la fois du passé et de l'avenir, est une promesse d'éternité chez Jankélévitch. Pour monsieur Jean, l'instant de la consultation est devenu une façon d'échapper à la souffrance que lui

6. *Ibid.*
7. *Ibid.*

infligeaient cette fin annoncée et ce « cerveau grignoté » comme il disait. Je crois avoir pu l'aider à retrouver le plaisir du dialogue, celui de l'écriture et de l'humour.

Jankélévitch pense, selon Laure Barillas, la philosophie morale et la conception de la liberté entre deux termes limites : la « plénitude de l'instant » et « l'oppressante nécessité de la succession irréversible ». « On peut guérir du mal temporel en ne faisant qu'un avec ce qui est à la fois l'atome temporel, son élément premier insécable, et son horizon éternel, l'instant. Le temps cesse alors d'être le mal métaphysique qui ronge la vie morale de l'homme pour en devenir le remède et une des figures de la liberté[8]. » C'est presque de façon intuitive que monsieur Jean s'est créé du temps et de la liberté, s'est emparé de cet « atome temporel » dont parle Laure Barillas pour s'installer dans la vie telle qu'elle se présentait maintenant à lui. « Comment soutenir une existence pour qu'elle abonde dans le sens du temps sans se laisser paralyser par la souffrance et la maladie[9] ? » demande Jankélévitch. Grâce à ces instants-consultations qui sont autant « d'apparitions disparaissantes »

8. *Ibid.*, p. 8.
9. V. Jankélévitch, *La mort*, Paris, Flammarion, 2017.

pour reprendre un autre terme de l'instant pour Jankélévitch, monsieur Jean est resté libre d'être joyeux et cynique, il a retrouvé la forme d'un « espoir vital » dans le sens d'une destinée.

Je ne sais pas comment monsieur Jean parlerait de cette année de suivi psychiatrique. Ce que je sais c'est qu'il a beaucoup écrit, qu'il tenait à nos entretiens car ils lui permettaient, disait-il, d'« avoir de l'imagination », ils lui donnaient envie de romancer son vécu. Il y parvenait et racontait son quotidien fait de chimiothérapie, de kinésithérapie et de problèmes administratifs pour faire entendre le droit des handicapés[10], dans des textes de théâtre. Il est difficile de dire ce qui s'est construit (ou déconstruit) durant ce suivi mais il apparaît que ma présence, ma volonté d'être là, au rendez-vous, coûte que coûte, et jusqu'à la fin (quelle fin ?), a certainement porté ses fruits revigorants parce que ravivant chez lui un désir de vivre, presque jusque dans la mort.

10. Lors de la biopsie qu'on lui a faite au cerveau afin d'identifier le cancer en question, monsieur Jean a eu un accident vasculaire cérébral qui l'a laissé hémiplégique. Il se déplaçait en fauteuil roulant.

Il est mort en juin 2020, après être devenu aphasique. Durant les dernières consultations, c'est moi qui lui parlais. Il avait perdu l'usage de la parole mais son regard est resté le même, râleur et déterminé.

« Je vous souhaite un bon voyage monsieur Jean, soyez cette rivière fluide et fraîche qui se jette dans l'océan. Ici "le vent se lève… ! il faut tenter de vivre !, l'air immense ouvre et referme votre livre, envolez-vous", monsieur Jean et vos "pages tout éblouies[11]" ! »

---

11. P. Valéry, *Le cimetière marin*, Paris, Gallimard, 1920.

E comme entre

« Myriam, euh docteure Freret-Hodara, pardon mais c'est comme ça qu'on vous appelle à la maison », me dit la mère d'une enfant que j'ai suivie quelques années durant mon internat. Ce lapsus me permet d'aborder la question de l'intime et d'y entrer par une des définitions que l'on trouve dans le dictionnaire (le Robert) : « Intime : ce qui lie étroitement par ce qu'il y a de plus profond. » Appeler le psychiatre de son enfant par son prénom témoigne en effet d'une certaine étroitesse, d'une certaine « familiarité » à mon égard, une familiarité que j'interpréterais aujourd'hui comme le signe d'une confiance accordée par la famille de cette jeune fille[1].

---

1. Je dirais aussi que cette désignation plus familière avait pour but de ne pas faire entrer encore du « docteure » dans

L'intime que je souhaite évoquer ici ne concerne pas seulement cette confiance ou relation étroite qui lie le patient et le médecin autour de ce qui pourrait être contenu au plus profond d'un être, mais un intime qui est pour moi la toile de fond, le soubassement de toute rencontre médecin-patient et qui prend forme davantage dans un « entre » qui met en présence une spatialité et une tonalité affective, pour reprendre des termes philosophiques[2]. La lecture du livre de François Jullien intitulé *De l'intime* a mis des mots sur cet « entre » que je vivais avec les patients. Sa description lentement dessinée de l'intime comme « dedans partagé[3] », comme une ressource qui « s'ouvre entre deux comme puissance et comme résistance[4] », comme abri, comme « cavité creusée à quatre mains par deux enfants sur la plage où l'eau de la mer vient enfin s'étaler[5] », m'a séduite et a trouvé dans ma pratique ses échos.

---

la maison de cette patiente suivie quotidiennement à l'hôpital depuis sa naissance.

2. M. Galland-Szymkowiak, « *Gestimmter raum.* Penser l'unité originaire de la spatialité et des tonalités affectives (Heidegger, Schmitz, Ströker) », dans *Les cahiers philosophiques de Strasbourg*, 2019.

3. F. Jullien, *De l'intime*, Paris, Grasset, 2013, p. 14.

4. *Ibid.*

5. *Ibid.*, p. 16.

Chaque personne rencontrée dans le cadre de l'hôpital a laissé en moi une trace. J'aime imaginer mon ciel psychiatrique comme un lieu où se croisent des traînées lumineuses laissées par le passage de comètes chevelues ou moustachues, des vides laissés par des étoiles trop filantes ou très flippantes, de gros nuages électriques qui dessinent des chimères, des bleus olympiens qui côtoient des rouges audacieux… Dans mon ciel psychiatrique, c'est l'intime de tous ces gens croisés qui résonne. Cette métaphore montre combien l'intime comme fondement de la rencontre médecin-patient est quelque chose de réel car palpable, mais aussi quelque chose de difficilement définissable, si ce n'est dans la discrétion de ce « fond de vie qui passe[6] », dans cette sensation qui reste après la consultation et l'effectivité de « la petite histoire, celle qu'on vit à deux, à l'écart des autres […] et du vacarme des événements et des grands tremblements du monde[7] ». L'intime c'est ce silence qui en dit long quand un patient heurté et fâché par de longues heures d'isolement s'assoit à côté de moi dans la cour du service de l'hôpital,

6. *Ibid.*, p. 66.
7. *Ibid.*

comme pour signifier que nos échanges, quand bien même il était contentionné et très souvent insultant, n'auront pas été vains. L'intime c'est avant tout des regards qui prennent le temps de s'installer dans une salle aseptisée de consultation d'urgences psychiatriques où tout est blanc, où tout respire l'anonymat et le médicament. L'intime c'est ce qui se produit quand rien ne se passe, quand un patient ne vient pas en consultation. L'intime c'est croiser un patient dans la rue quelques années plus tard, et avoir l'impression de l'avoir vu hier, un peu comme avec un ami, parce qu'« entre » nous quelque chose de sérieux a existé. Dans l'intime, parole et silence s'équivalent.

Jullien évoque l'« effraction de soi par l'autre » dans l'intime, un lever de « frontière entre soi et l'autre ». Cette porosité est tangible lors des entretiens psychiatriques. Cela ne signifie pas que le médecin partage son intimité dans le sens d'un dévoilement de sa vie intérieure, mais la disponibilité intérieure est essentielle. C'est dire que l'écho des propos du patient chez le médecin est fondamental, car c'est par le biais de cet écho[8] que le médecin perçoit quelque chose de vrai,

8. Voir la lettre I comme « Il était une fois dans l'ouïe ».

dans le sens d'un vécu affectif chez le patient et désormais chez le médecin, qui devient un « espace de coappartenance[9] », une atmosphère où les êtres en présence deviennent connivents.

Quand je reçois un patient, j'essaye d'être tout entière auprès de lui, dans une présence qui soit un lieu, présence incarnée par mon corps et par l'espace autour de nos corps, dans une présence qui soit un espace de parole, espace où le vertige est permis, où la parole a la possibilité de perdre son caractère de communication pour devenir vecteur d'un intime.

« La parole laisse passer l'intime, c'est une parole allusive, évasive, mais qui laisse passer l'intime[10]. » « Oser l'intime ! » dit François Jullien en expliquant que la facilité c'est de rester dans un rapport conventionnel et sociable à la parole. Pour lui, l'audace consiste à franchir le seuil, à rompre avec la parole de bavardage. Dans une consultation de psychiatrie, l'enjeu est aussi de

9. M. Galland-Szymkowiak, « *Gestimmter raum.* Penser l'unité originaire de la spatialité et des tonalités affectives (Heidegger, Schmitz, Ströker) », dans *Les cahiers philosophiques de Strasbourg*, 2019.
10. Conférence de François Jullien du 23 janvier 2018 à L'Actisce.

construire un espace où s'abriter afin de laisser la parole se transformer. Dévêtue de ses oripeaux communicationnels, la parole se déplie dans cet antre intime et peut enfin dire le subjectif, s'ouvrir à l'autre et opérer des transformations silencieuses[11].

« Quelle bande de connards !!! C'est fouuuuuu ! C'est fou-tu ! Me virer et puis m'épuiser comme ça ! Et elle, avec sa sale tronche, mais quelle sorcière !!! À être près de ses sous comme ça après trente-deux ans de vie commune ! » vitupère un patient anxio-dépressif, en larmes, furieux contre la terre entière. « Oh vous savez il n'y a qu'ici que je suis agressif comme ça, ça fait un bien fouuuuuu ! Dehors, je suis PARFAIT, oh oui !!!, parfaitement correct, parfaitement poli, parfaitement É-QUI-LI-BRÉ !!! haha haha », continue-t-il les yeux injectés de sang, un filet de bave au coin des lèvres.

Découvrir que l'on peut s'ouvrir à l'autre, d'une façon radicalement différente, violemment différente, est aussi une des ressources de l'intime. Se surprendre à être différent. Se laisser être autrement avec un autre, dans

11. *Les transformations silencieuses* est un autre livre de François Jullien (Paris, Grasset, 2009).

cette « entente implicite[12] » entre le patient et le psychiatre, entente implicite qui rend possible un franchissement de frontière entre dehors et dedans. Le patient qui a la parole et qui parvient à faire fi des convenances n'est plus seul, dans l'intime du cabinet du psychiatre il ose laisser passer du dedans dans le dehors, et du dehors dans le dedans. Dans cet entre, c'est une potentialité existentielle qui surgit, grâce à l'intime, dans cet « esquif invisible[13] », c'est une nouvelle présence à soi qui s'exprime.

---

12. Conférence de François Jullien du 23 janvier 2018 à L'Actisce.
13. F. Jullien, *De l'intime, op. cit.*, p. 21.

F comme fermé

Une première porte fermée à clef. Un sas d'entrée. Une seconde porte fermée à clef. Le sas est un petit vestibule entre deux portes qui sert à éviter une communication directe, c'est aussi un dispositif qui permet le passage entre deux enceintes où règnent des atmosphères de caractéristiques différentes et que l'on veut isoler l'une de l'autre[1]. Isolation, séparation, mais aussi mise à l'écart, coupure, enfermement. La première fois que j'ai passé le sas d'un service fermé de psychiatrie, un grand frisson m'a saisie. Je quittais un monde libre pour entrer dans un autre où la clef de voûte était justement une clef. « Ne laissez votre trousseau de clef traîner sous AUCUN prétexte ! Cela pourrait s'avérer EXTRÊMEMENT dangereux et il est de votre

1. Définition du CNRTL, disponible sur https://www.cnrtl.fr/definition/sas

RESPONSABILITÉ de veiller à ce que ces clefs ne tombent pas dans des mains malintentionnées ! » nous dira la cadre infirmière dès notre arrivée dans le service, à moi et à mon co-interne. Quelques jours auparavant, nous avions suivi une « formation sécurité » qui nous avait appris par quelques malheureuses techniques à éviter les patients potentiellement dangereux qui voudraient nous attaquer (se protéger avec une chaise en mettant les pieds de cette dernière face au patient, ne jamais tourner le dos à un patient, placer son bureau de façon à pouvoir sortir d'une pièce sans être coincé, ne jamais porter de bijoux avec lesquels on pourrait nous étrangler ou nous arracher l'oreille…) ! Bref, le décor était planté. En lieu et place d'une réflexion sur les pratiques psychiatriques en milieu fermé, j'ai reçu des clefs et une formation d'autodéfense, c'est dire combien les perspectives éthiques en psychiatrie sont parfois reléguées au second plan.

Les services fermés de psychiatrie fonctionnent à la façon des poupées russes. Ils contiennent d'autres lieux fermés en série. D'abord les hospitalisations sous contrainte qui obligent les patients à être hospitalisés si les troubles mentaux rendent impossible le consentement du malade. Puis les chambres de soins intensifs (CSI) qui, comme leur acronyme ne l'indique pas[2], sont des chambres individuelles fermées à clef dans lesquelles on isole certains patients dans le but de prévenir un dommage immédiat ou imminent pour le patient ou pour autrui. Puis les mesures de contention qui peuvent être mécaniques (on utilise des dispositifs matériels : liens, attaches) ou chimiques (médicaments sédatifs) qui visent à empêcher ou limiter les mouvements. Pour terminer cette série de matriochkas, on peut parler aussi de l'enfermement psychique, celui dans lequel est plongé le patient souffrant d'un trouble mental et qui conduit justement à sa prise en charge hospitalière en psychiatrie.

Quand je m'apprêtais à travailler en tant que médecin dans un hôpital psychiatrique, je connaissais l'existence de ces fameuses hospitalisations sous contrainte (à la demande d'un tiers, en cas de péril imminent ou à la demande du représentant de l'État), mais je ne m'étais pas représenté l'hôpital comme un lieu potentiel de privation de liberté. Pourtant, il s'y trouve beaucoup de patients admis sans leur consentement

2. CSI est le nouvel acronyme pour désigner ce que l'on appelait anciennement les chambres d'isolement.

dont la liberté d'aller et venir est limitée. C'est donc aussi avec ces mesures coercitives que j'ai dû composer.

Le psychiatre joue un rôle important dans la mise en place de ces dispositions contraignantes puisque c'est à lui que revient la décision d'apprécier la pertinence thérapeutique de tels choix. Il n'empêche que, même devant des cas très graves où l'hospitalisation sous contrainte n'est que peu discutable, je me suis toujours trouvée mal à l'aise avec ce « pouvoir » qui était octroyé aux médecins. En plus d'avoir les clefs, le psychiatre a ce « pouvoir » de priver un être de sa liberté chérie[3]. « La psychiatrie contribue à une privation de liberté (le directeur de l'établissement de santé ou le préfet décident la mesure, sur proposition médicale), ce qui représente une responsabilité importante », écrit Michel David dans un article intitulé « La psychiatrie sous contraintes[4] ». Il s'agit effectivement de psychiatrie, tout l'enjeu du psychiatre

3. L'interne n'est pas autorisé à signer les certificats d'hospitalisations sous contrainte mais c'est lui qui, par exemple en garde aux urgences psychiatriques, fait venir son supérieur « thésé » afin d'entériner sa décision. Par contre nous sommes à même de prescrire des mises en CSI ou des mises en contention.

4. M. David, « La psychiatrie sous contraintes », *L'information psychiatrique*, vol. 93, n° 7, 2017, p. 535-542.

et de l'équipe soignante est de parvenir à prodiguer des soins tout en contraignant les patients dont le discernement altéré empêche les prises de décision qui iraient dans le sens d'un mieux-être.

Pour certains patients, cette porte fermée à clef est un gage de lieu refuge parce que clos et à l'abri des bruits du monde. Il y a ceux pour qui ça l'est d'emblée ; il y a les autres pour qui ça ne l'est pas. Pour ces derniers, c'est à nous, psychiatres, de leur imposer l'hospitalisation. Mais comment rester soignant tout en disposant, tel un gardien de prison, de la clef de leur liberté ?

Dans un colloque sur les principes et l'éthique du soin en psychiatrie, André Green disait en ouverture : « Il faut rappeler des choses qui étaient des évidences… Il y a un plan à préserver avant tout autre : maintenir, restaurer, promouvoir ce qui rattache le patient à son humanité[5]. » Comment hospitaliser les patients sous contrainte dans un milieu fermé et penser que, ce faisant, on reste dans une démarche de soin éthique et humaniste ? Je n'ai pas de réponses claires à cette gigantesque question.

---

5. A. Green, *Colloque sur les principes et l'éthique du soin en psychiatrie*, Association française de psychiatrie, mai 2006.

Il me semble simplement qu'il faille déjà condamner certaines conduites d'enfermement et de contention qui ne répondent pas à des nécessités cliniques et thérapeutiques. Beaucoup de praticiens, dont j'ai fait partie parfois, sont poussés à utiliser les unités fermées pour éviter que les patients ne fuguent ou ne soient violents alors que la majorité d'entre nous estime que les moyens devraient être humains et relationnels pour empêcher lesdits écueils. La fonction sécuritaire – de non-malfaisance pour autrui – prime sur le processus thérapeutique visant à obtenir le mieux-être du patient ; non pas parce que nous sommes inhumains mais parce qu'effectivement, les moyens humains et financiers alloués à la psychiatrie aujourd'hui ne sont pas suffisants pour encadrer comme nous le souhaiterions les patients hospitalisés.

Cela dit, il n'en reste pas moins que l'hospitalisation sous contrainte, quand elle se justifie, reste une mesure thérapeutique bénéfique si elle s'accompagne d'une présence, d'une écoute et d'un soin au quotidien. La contrainte à être hospitalisé force le patient à exprimer sa folie dans un cadre imposé, un cadre entouré ; elle oblige le patient à être avec, avec les soignants, avec les autres patients ; elle force le rapport à l'autre.

Ainsi, l'hospitalisation sous contrainte reste un mode de séjour violent si l'on s'en tient au caractère forcé de son déroulement. Mais il m'a semblé aussi, à plusieurs reprises, que la contrainte imposée entraînait une nécessité à la liberté. C'était comme si le fait d'être enfermé à l'hôpital poussait les patients à reconquérir leurs libertés, une liberté physique certes, mais aussi une liberté psychique. « Quand je suis dans cet état que les médecins appellent "décompensation", que je qualifierais moi de connexion avec un monde spirituel, je suis invincible, je suis surhumaine, je ne crains plus rien ni personne », rapporte une patiente au sujet d'un énième épisode maniaque. « L'hospitalisation pour moi, c'est atroce, cela signifie le retour sur terre, le retour à ma petitesse et à mes inhibitions. Mais cela me permet de revenir malgré tout et d'arrêter de souffrir. »

G comme Gōng

Madame Gōng est une jolie petite dame. Sa tête brune aux cheveux coupés court est hirsute comme une pousse de bambou. Ses mains menues dansent. Son doux visage aux expressions pittoresques charmerait les plus indifférents. Dans l'unité où elle est hospitalisée depuis quelques jours, madame Gōng déambule à petits pas avec frénésie, elle s'arrête de temps en temps, comme un papillon se poserait sur une herbe après une course folle. Ses vêtements sont tapageurs, sa voix est haut perchée, ses attitudes lascives quand elle surprend les regards de ceux qui l'observent à travers la « bulle », cette cloche transparente qui abrite le poste de soin du service fermé de psychiatrie. Madame Gōng vole, madame Gōng rit aux éclats, madame Gōng mime des crabes dans des torrents, des rossignols derrière des buissons, cueille des fleurs de pêcher, ôte ses vêtements et s'en va nue dans un étang aux lotus. Elle est semblable à un haïku, délicate et insaisissable. L'épisode maniaque qu'elle traverse est évanescent lui aussi, il va disparaître, je lui ai prescrit du lithium et de la cyamémazine. En attendant le crépuscule de sa manie, madame Gōng en profite. Elle est si sage et si discrète habituellement, la voilà qui se donne des airs de princesse, montre ses seins beaux comme des hibiscus blancs à ses admirateurs, parle aux grues des rizières et peste contre les soignants qui l'enjoignent gentiment de se retirer dans ses appartements. Mais madame Gōng ne veut pas être obéissante. La pluie de printemps est tombée, elle veut courir à perdre haleine dans les champs de cerisiers, effleurer les glycines sous la lune et maîtriser son souffle dans des mouvements gracieux de qi gong. J'aime regarder madame Gōng, « revenant au pays natal – à cent lieues sous les nuages profitant de la fraîcheur[1] ». Souvent, elle se laisse glisser jusqu'à mon bureau et s'y assoit tranquillement, comme on retrouve une vieille rivière d'enfance. « Moi, je sors ce week-end », me

1. Haïku 64 de Bashō, *Seigneur ermite*, Paris, Édition La table ronde, 1992.

dit-elle en souriant. « Non, madame Gōng, vous ne pourrez pas encore avoir de permission pour ce week-end malheureusement, votre état est trop fragile. » Madame Gōng s'en va. Elle est fâchée tout l'après-midi et marmonne des mots dans une langue que je ne comprends plus. « Où est la lune ? Où est le soleil ? » demande-t-elle le soir, quand elle comprend que moi, je vais quitter le service. « Pluie sur toi, mauvais temps, sombres nuages, pluie froid pluie », me lance-t-elle devant le sas de sortie avec de grands gestes. Cette nuit-là, madame Gōng n'a pas dormi à la belle étoile, un vent d'ouragan a agité tout mon week-end.

H comme hors de

Madame Claire arrive au cabinet en fauteuil roulant. À chaque entretien, c'est le même déroulé. Elle sonne à l'interphone, j'interromps ma consultation pour aller l'aider à entrer. Elle passe par l'arrière du bâtiment, là où il y a ces satanées poubelles qui bloquent le passage, poubelles que je déplace avec peine à chaque entrevue.

Madame Claire est une patiente qui a la trentaine. Elle est paraplégique suite à une défenestration du dixième étage lors d'un moment de décompensation schizophrénique. « J'allais très mal car j'avais trop de médicaments », m'explique-t-elle. De ce poids mort qu'elle traîne au bas de son corps, madame Claire ne dit rien si ce n'est qu'elle s'est « adaptée ».

Madame Claire vient consulter en libéral car elle cherche à fuir les psychiatres de l'hôpital qui la « harcèlent ». Elle a « un programme de soins sur le dos » et cherche à s'en débarrasser. Elle est en rupture de soins, elle ne répond plus au psychiatre chargé de rendre des comptes à la justice malgré l'obligation légale dont elle fait l'objet. Deux premiers enfants, des jumeaux, sont placés chez son frère. Elle ne comprend pas pourquoi on lui a retiré la garde. Par ailleurs, elle a arrêté tous ses médicaments à la sortie d'une longue hospitalisation sous contrainte et si je lui prescris quelque chose, elle ne reviendra pas. Ses conditions sont clairement énoncées.

Recevoir ce type de patients psychotiques en cabinet libéral[1] n'est pas une mince affaire. On se retrouve un peu « coincés ». Coincés entre la demande du patient, ce que l'on voudrait faire pour le patient et ce que l'on ne peut pas faire pour le patient au risque de le voir se carapater. Ainsi, l'exercice libéral pour les patients

1. À partir de cinq stages d'internat en psychiatrie, l'interne peut obtenir une licence de remplacement qui lui permet d'effectuer des remplacements en libéral. Cela lui permet d'expérimenter une autre façon d'exercer le métier de psychiatre. C'est à cet exercice que je m'emploie depuis presque cinq années. D'abord parallèlement à mon internat, puis à mi-temps depuis que j'ai terminé la validation des stages.

dits psychotiques est un jeu d'équilibriste. La corde est raide, le vide est immense, et « au passage le plus difficile, on retient son souffle, on se tait[2] ». On se tait, ou en tout cas on tait certaines choses.

Madame Claire m'annonce après quelques entretiens qu'elle est enceinte de son troisième enfant. Ses jumeaux sont placés, la patiente m'a raconté qu'on lui avait retiré la garde alors qu'elle avait déposé ses enfants dans une pouponnière un jour qu'elle avait rendez-vous avec un psychiatre. Les différents intervenants qui s'occupent de madame Claire m'ont contactée pour me dire ô combien cette patiente était fragile et qu'il était inenvisageable de la laisser sans traitement médicamenteux. Coincée. Je l'étais aussi avec mes consœurs et confrères sachant que je risquais à chaque instant de perdre la confiance de l'un si je répondais aux attentes de l'autre.

La position du psychiatre libéral, dans cette jonglerie essentielle, m'a rappelé celle du psychiatre de liaison. Il semble important d'évoquer ici cette drôle de position au sein de l'institution hospitalière. La prise en charge pluridisciplinaire des patients,

2. G. Bernanos, *Un crime*, 1935, Paris, BeQ, p. 293.

qui fait la richesse et la qualité des soins, peut être à certains égards délicate pour le psychiatre. En effet, et particulièrement pour certains patients comme la petite Marie que j'évoque à la lettre M, il semble important de marquer une véritable distinction qui permette aux patients de ne pas mélanger les différents plans de leur prise en charge. Par exemple, la façon d'aborder Marie, suivie depuis sa naissance pour une malformation congénitale du rachis associée à un retard de croissance staturo-pondéral important, n'est pas la même du point de vue organique que du point de vue psychique, et il s'agit de l'accepter. Accepter quoi ? Tout d'abord que la patiente est un être singulier, qu'elle présente un tableau clinique particulier qu'il est difficile de ranger dans une case diagnostique, tant du point de vue organique que psychiatrique. Nous devons travailler avec ce flou diagnostique. Accepter aussi qu'un écart à maintenir entre le pur domaine médical et la psychiatrie soit parfois vital pour la suite de la prise en charge des patients. Ne pas maintenir cet écart entre le somatique et le psychique est une faute selon nous puisque, si l'on prend le cas de Marie, la patiente nous convoque dans cet espace « organique » où elle souhaite être maître en sa demeure[3]. Se positionner en tant que médecin-psychiatre, en tant qu'un acteur de plus dans sa prise en charge médicale, serait une répétition de tous les liens, aussi riches soient-ils, que la patiente a tissés avec les médecins hospitaliers. Du médecin-psychiatre au psychiatre-thérapeute, doit s'opérer un changement de posture.

Cette posture n'est pas chose aisée. Dans les prises en charge pluridisciplinaires des patients, on imagine évidemment un travail d'équipe autour du patient, des éclairages variés, des regards multiples qui participent à mettre en lumière des aspects différents du patient, de sa maladie et de son entourage. Ce véritable travail d'équipe ne se fait pas sans une certaine transparence des médecins de chaque discipline les uns vis à vis des autres. La position du psychiatre nous est apparue comme délicate au sein de cette organisation. Le psychiatre, s'il veut établir une relation de confiance avec son patient, ne peut utiliser les outils médicaux habituels. Prenons comme exemple le dossier

---

3. Il est en effet plus facile pour cette jeune fille de rester dans sa zone de « confort », dans le sens d'un lieu médical dont elle est coutumière, que de parler d'elle avec une pédopsychiatre qui lui propose de s'exprimer sur ses sentiments.

médical partagé. Selon l'agence régionale de santé il est conçu « comme un ensemble de services permettant aux professionnels de santé autorisés, de partager, sous forme électronique, les informations de santé utiles à la coordination des acteurs prenant en charge le patient. En cela, il est complémentaire de l'usage entre professionnels de santé des messageries sécurisées du dispositif de messagerie sécurisée de santé (MSSanté) ».

La question qui se pose ici est la suivante : peut-on médicaliser la psychothérapie ? Peut-on partager des informations concernant la santé psychique comme on partagerait des informations concernant la santé organique ?

Michel Soulé, en introduisant la Journée de la Société française de psychiatrie de l'enfant et de l'adolescent, qui s'est déroulée à Paris en 1985 et qui traitait des problèmes médico-psychologiques se posant aux pédiatres, donc de la collaboration du psychiatre d'enfant, déclarait : « Nous ne pouvons plus être des sphinx immobiles d'une réunion de synthèse où d'autres seraient seulement des techniciens du corps en péril. » Loin de nous cette idée d'un silence à conserver coûte que coûte face aux autres spécialistes de l'enfant malade.

La collaboration doit rester au centre de la prise en charge, des relations harmonieuses doivent être maintenues mais nous avons ressenti à plusieurs reprises que le pédiatre peut être insécurisé par cette nouvelle lecture du patient que propose le psychiatre. Car cette nouvelle lecture ou posture porte la question du secret médical en son sein. Ce secret médical en psychothérapie est primordial et nous nous considérons ici comme psychiatre, mais aussi comme psychothérapeute, et à ce titre, garder un certain silence autour de l'intime[4] dans notre discipline est une vertu nécessaire à une prise en charge satisfaisante. La question en tout cas de savoir quelles informations seront transmises ou pas semble primordiale à se poser et Winnicott la formulait de manière exemplaire dans l'article « Le respect du symptôme en pédiatrie[5] » en 1953 puisqu'il déclarait : « Lorsque je réfléchissais à la relation entre la pédiatrie et la psychiatrie infantile, il m'apparut que cette relation ne concerne pas seulement une différence de domaine, mais aussi une différence

4. Au sens où nous l'avons défini à la lettre « E comme entre ».
5. D.W. Winnicott, « Le respect du symptôme en pédiatrie », dans *De la pédiatrie à la psychanalyse*, Paris, Payot, 1989.

d'attitude émotionnelle, selon qu'on aborde le cas en pédiatre ou en psychiatre. » Ainsi, « l'attitude émotionnelle » ou la position de psychiatre psychothérapeute au sein de l'équipe médicale pluridisciplinaire qui s'occupait de la patiente Marie, a été embarrassante. Il était extrêmement délicat de répondre à la fois de façon satisfaisante, et aux médecins qui s'occupaient d'elle qui demandaient expressément des « retours » et des « synthèses » de notre suivi avec la patiente, et à Marie pour qui un lien étroit avec les « autres médecins » ne semblait pas du tout approprié.

De la même façon, l'exercice de la psychiatrie en libéral m'est apparu, à maints égards, délicat. C'est un véritable numéro d'équilibriste aussi et, parfois, on se sent hors de. Hors des murs de l'hôpital certainement. Hors la loi lorsque le patient refuse des traitements médicamenteux qui relèveraient des recommandations de bonne pratique[6]. Hors jeu comme le montre le cas

---

6. « La place de la psychothérapie est majeure, à la fois parce qu'il s'agit d'un souhait [des patients en libéral] (régulièrement la peur d'être surmédicalisé, "assommé", "qu'il n'y ait seulement un traitement médicamenteux" a été énoncée), mais aussi parce que l'indication pharmacologique reste assez limitée : sur 49 patients seuls 21 relevaient d'une

de madame Claire avec laquelle j'ai continué un suivi psychothérapeutique (qui a produit ses effets mais cela n'est pas la question) qui n'était pas « reconnu » légalement puisque je n'étais pas le médecin psychiatre qui assurait les certificats conformes au programme de soin dont elle faisait l'objet. Hors cadre puisqu'on ne peut autant participer à la coordination des soins qu'on le voudrait car, comme je l'ai mentionné plus haut, le poids du secret médical est beaucoup plus lourd en psychiatrie qu'en médecine organique.

Être psychiatre libéral, c'est parfois hors de saison.

---

prescription selon les recommandations de bonne pratique. Parmi eux, 16 l'ont finalement acceptée, bien souvent après une première étape de psychoéducation. » L. Moulin et coll., « Regards croisés sur l'intérêt d'un stage en cabinet de psychiatrie libérale pendant le DES de psychiatrie », *L'information psychiatrique*, vol. 95, n° 1, 2019, p. 49-54.

I comme
Il était une fois dans l'ouïe

Il était une fois un homme qui tomba fou amoureux de sa collègue de travail. Elle travaillait sur le bureau mitoyen du sien, elle ne l'avait jamais vraiment remarqué. Elle lui disait « Bonjour » comme ça, par politesse, et lui souriait aussi, de temps en temps, quand elle sentait son regard fébrile posé sur elle. Elle était si jolie que cet homme gara sa voiture en face de chez elle et y posta une caméra vidéo, pour la filmer chaque matin, et chaque soir, sortir de chez elle et y rentrer. Une histoire d'œil.

Il était une fois une petite fille qui s'était emmurée dans un silence infernal. Tous ceux qui essayaient de lui parler, de sa situation, de ses problèmes, de ses parents, de ses copains, de ses envies, de la météo, de ce qu'elle voulait manger ce soir ou demain matin, de rien, de tout, tous ceux-là se retrouvaient face à un mur. La petite fille était devenue muette. Une histoire de langue.

Il était une fois un géant au cœur d'artichaut. Il aurait voulu devenir Dieu, comme dans la publicité pour le parfum *Invictus* de Paco Rabanne. Il fit tant de pompes et d'haltères, il admirait tant sa force et son corps transformé, il était enfin si fier de lui, que tel Icare grisé par le vol, il finit par se brûler les ailes et par rompre son tendon brachial. Une histoire musclée.

Il était une fois une belle femme qui venait de tout perdre. Son mari, la garde de sa fille, son travail, ses envies. Elle faisait tout pour conserver une image parfaite d'elle-même aux yeux des autres. Sa maison était irréprochable, ses ongles faits, sa mine radieuse, son jardin anglais. Mais au fond, cette belle femme était très en colère et avait envie de tout envoyer en l'air et de passer dans l'autre monde. Une histoire de vie ou de mort.

Le travail de psychiatre consiste avant tout à entendre des histoires, des histoires de toutes les tailles et de toutes les sortes. Du conte à la mésaventure, de la comédie à la querelle, de l'ennui à l'intrigue en passant par des balivernes, le psychiatre en entend des vertes et des pas mûres, et ne sait jamais sur quelle histoire il va tomber. C'est ce qui fait selon moi le régal de ce métier. Chaque patient me raconte son histoire et à nous deux, nous déplions la narration et poursuivons le récit.

Au début de l'internat, je me suis surprise à penser des choses comme « Ce patient me dit n'importe quoi », « Il ment », « Cette histoire est farfelue », « J'appellerai sa mère pour vérifier[1] ! », autant d'idées qui m'ont obligée à me poser la question du statut de la vérité en psychiatrie. Peut-on parler de vérité dans l'entretien psychiatrique ? La vérité a-t-elle sa place ? Doit-on être en quête d'une vérité ? Et si oui, laquelle ?

Le chemin qui s'est imposé à moi pour répondre à ces questions est celui de l'entretien avec un patient délirant. Je sais qu'Alain, l'infirmier du service dans lequel je travaille, n'est pas un psychopathe qui s'apprête à étouffer ma patiente, et pourtant, ma patiente en est persuadée. Elle en est tellement convaincue qu'elle me fait part de ses craintes à demi-mot, en chuchotant, porte close et tétanisée de peur. N'allez pas

1. Blague intempestive : « Mets un pull j'ai froid ! » dit une mère juive à son fils.

dire à cette patiente que ce qu'elle raconte est discutable, qu'Alain est adorable et ne ferait pas de mal à une mouche, elle est certaine de ce qu'elle ressent, rien ne pourra la faire changer de sentiment. Quelque part devant un délire, à l'instar de ce proverbe populaire qui soutient que « C'est trop beau pour être vrai », on se dit « C'est trop vrai pour être faux » ! C'est en tout cas ce que je me dis quand une personne délire. Je donne à l'histoire du patient à ce moment-là toute la crédulité dont je suis capable, je rentre dans son récit comme si j'étais spectatrice de théâtre, et je ne me pose pas la question de la véracité du propos. Ainsi la « vérité » dans l'entretien psychiatrique n'est pas du côté de ce qui est conforme à la réalité, mais bien plutôt du côté d'une vérité subjective et conforme à la réalité intérieure. Est-ce à dire que l'on fait fi de la réalité ? Quelque part oui. Pour ce qu'il en est de l'histoire qui nous est racontée, et du sens donné par celui qui l'exprime, je m'en tiens à ce que le patient veut bien en révéler. C'est sa vérité. C'est sa façon de vivre les événements. C'est sa façon d'interpréter. C'est son monde. Et dans ce monde, je prête mon oreille attentive et prête à tout. Une histoire d'ouï(e).

Ainsi peu importe que le patient me mène ou nous mène en bateau, qu'il ait une drôle de manière de recevoir le monde, qu'il prenne tout mal ou déforme la réalité, mon oreille est là pour offrir l'hospitalité à son histoire, pour l'attraper, voire l'encaisser, et tenter d'aider le narrateur à poursuivre cette histoire le plus justement possible. Stanislavski écrit à propos du jeu de l'acteur : « Pour qu'il soit vrai [...] vous devez penser, lutter, sentir et agir en communion avec votre personnage. » De la même façon, je perçois les entretiens psychiatriques comme des lieux où les patients dialoguent avec leur imaginaire, leurs rêves, leurs incohérences et cherchent à devenir ce personnage qu'ils seraient s'ils parvenaient à être en accord avec leurs désirs. L'histoire d'une vie peut-être.

Dans ses *Récits hassidiques,* Martin Buber[2] rapporte cette histoire qui m'inspire à chaque rencontre avec un homme en proie à l'égarement. Près de sa fin, Rabbi Zousya prononça ces paroles : « Dans le monde qui vient la question qu'on va me poser ce n'est pas "Pourquoi n'as-tu pas été Moïse ?" mais "Pourquoi n'as-tu pas été toi ?" » L'histoire

2. M. Buber, *Les récits hassidiques,* Paris, Le Seuil, 1949.

dont il s'agit en psychiatrie, ça n'est pas une historiette, une broutille, c'est toujours une affaire sérieuse, on est dans l'essentiel jusqu'au cou. Les patients qui arrivent en psychiatrie sont là car quelque chose cloche dans leur existence et il s'agit de les aider à retrouver la trame de l'histoire, de leur histoire singulière et toute spéciale.

Il me plaît alors d'imaginer le psychiatre sous les traits d'une gigantesque oreille auprès de laquelle on s'adosse. L'oreille nous regarde, son pavillon tremble parfois, à l'extérieur l'oreille attrape tout, les coups de froid et les voix ténues, les pépins et les bourdons. À l'étage moyen, l'histoire soulève le voile du tympan, prend appui sur l'étrier, prend garde au marteau et s'allonge sur l'enclume. Si le psychiatre écoute les histoires, il semblerait que l'écoute ne soit pas si neutre qu'elle en a l'air. Chaque oreille a une forme différente selon le médecin, ainsi l'histoire entendue ne l'est jamais de la même façon d'un psychiatre à l'autre, et évidemment cette subjectivité de l'écoute participe à la tournure que prendra l'histoire du patient. C'est pourquoi à l'étage interne, le récit du patient est sur les nerfs et s'entortille dans la cochlée. L'oreille, une fois l'intrigue captée, peut enfin restituer au patient-conteur quelque chose de son histoire.

Ainsi toutes les histoires des patients sont vraies, même tourbillonnantes et discontinues, elles sont vraies dans l'instant où elles s'énoncent. Et moi, dans cette affaire, je cherche à épouser la courbure du destin de chacun et l'aider à poursuivre son chemin.

J comme Jasper Gwyn

Il est des livres qui, rangés pourtant avec discipline et à la bonne place, tirés à quatre épingles sans un cheveu qui dépasse, dégagent quelque chose de fort et vous charment pour longtemps. *Mr Gwyn*[1] est l'un d'eux. Baricco y raconte l'histoire d'un écrivain de renom qui décide, sur un coup de tête, de renoncer à l'écriture de roman et de devenir copiste. Il se lance dans le portrait d'hommes et de femmes, à la façon d'un peintre, mais un portrait écrit. Il reçoit les gens seuls, pendant trente-deux jours, les observe en silence et fait leur portrait. En somme, Jasper Gwyn « copie les gens[2] » et écrit « ce qu'ils sont, point[3] ». Cette drôle d'idée m'a plu, d'abord pour son côté

1. A. Baricco, *Mr Gwyn*, Paris, Gallimard, 2011.
2. *Ibid.*, p. 52.
3. *Ibid.*

mystérieux et cocasse et puis parce qu'elle soulève la question de la *présence* dans la consultation. Ce que fait Jasper Gwyn est un travail autour de la présence. Deux êtres restent en compagnie pendant un long moment à raison de quatre heures par jour, presque sans parler, et quelque chose se passe. Quelque chose de si fort que les modèles, tous autant qu'ils sont, rapportent que le portrait réalisé leur « fait du bien ».

Il me semble que ce livre évoque à sa manière la part la plus silencieuse des consultations, à savoir cette coprésence des médecins et patients. Imaginons, le temps du texte, que Mr Gwyn exerce le métier de psychiatre. Il accueillerait ce que j'appellerai le « patient-ensemble », le patient dans son ensemble, et le patient en coprésence, avec le médecin. Il verrait la façon dont un pas se presse, dont un visage très fermé s'ouvre, dont une main costaude s'affaisse sur des genoux, dont des bras frêles dessinent lentement des mouvements de qi gong dans une chambre d'isolement et l'éclairent, dont une bouche timide hurle son sentiment d'injustice, dont une silhouette nerveuse se courbe face au poids des neuroleptiques, dont un torse compliqué arbore un tee-shirt portant la mention « Ci-gît la fée électricité », dont des épaules retrouvent leur hauteur après quelques semaines d'hospitalisation…

Mettre un peu de Jasper Gwyn dans sa blouse, c'est être sensible à cette présence, ce paysage qu'est le patient, ce langage sous le langage, ces infinités de détails qui parlent et disent quelque chose qui est à entendre au sens plein du terme dans la thérapie. L'étymologie latine d'entendre se dit *intendere* qui signifie « tendre vers », « diriger son regard, son attention vers ».

Dans la clinique de l'enfant, les pédopsychiatres sont des Jasper Gwyn aguerris. Avec un enfant, la consultation se joue souvent à un geste près, à un coup de pied envoyé dans le bureau du « docteur » quand la mère se met à évoquer son propre père, à la chute d'un petit cheval au moment où le pédopsychiatre dit qu'il y a apparemment des secrets de famille que l'enfant aimerait entendre, à une attitude prostrée dès qu'il y a plus de deux personnes dans la consultation… L'enfant et a fortiori le bébé sont des corps, sont des visages, sont des expressions, sont cette palette de mouvements et de vibrations, de bruissements et de sensations qui font souvent sens et disent quelque chose. Faire cet effort d'être attentif au paysage de chaque patient dans ses moindres recoins, lire la noirceur des pensées sur un sourcil arc-bouté, un effet paradoxal de benzodiazépines sur une agitation non contrôlée, un délire à bas bruit derrière une étrangeté des postures, cet effort d'entendre ce que dit un corps, dans sa présence toute singulière, fait entièrement partie du métier de psychiatre.

Ainsi la *présence* des patients est indicielle non seulement de leur état d'esprit, de leur humeur, de leur symptôme, de leur détresse, de leur rapport à l'autre, mais elle dit aussi quelque chose de leur être singulier. La *présence* des patients est ce quelque chose qui échappe au langage dans le sens où on ne peut pas décrire précisément la présence, mais seulement l'évoquer par métaphores et par ressentis interposés.

Pour cette raison, Jasper Gwyn *peint* des portraits, il décrit l'autre par des images, il l'inscrit dans une autre histoire qui ne parlera pourtant que de cet autre. Mais « que diable écrivait-il dans ses portraits ? » demande un des personnages à la seule détentrice du secret de Mr Gwyn. « Il écrivait des histoires. […] Il écrivait un bout d'histoire, une scène, comme si c'était le fragment d'un livre […]. Jasper m'a enseigné que nous ne sommes pas des personnages, mais des histoires. Chacun de nous s'arrête à l'idée qu'il est un personnage engagé dans Dieu sait quelle aventure, même très simple, or nous devrions savoir que nous sommes toute l'histoire, et pas seulement ce personnage. Nous sommes la forêt dans laquelle il chemine, le voyou qui le malmène, le désordre qu'il y a autour, les gens qui passent, la couleur des choses, les bruits, vous comprenez[4] ? » Penser à une histoire qui soit le portrait de ses modèles et qui leur fasse du bien, cette idée géniale de Mr Gwyn est inspirante pour les docteurs qui s'en laissent conter. Elle vient mettre de la lumière sur cette *présence* si gigantesque dans chaque consultation dont nous parlons si peu et faisons si peu de cas, comme si elle n'existait pas, comme si seule la description sémiologique psychiatrique comptait. Les portraits de Mr Gwyn nous rappellent que se rendre sensible à la présence de l'autre, la présence qui justement ne peut pas toujours se dire, c'est aussi envisager le patient dans son entièreté. Mr Gwyn propose à sa façon une écoute animée, qui va dans le sens du mouvement et de la vie.

4. *Ibid.*, p. 255.

K comme Kadhafi

Tout s'est enchaîné très vite. Lors d'une échographie on découvre une malformation cardiaque sérieuse chez le fœtus. Il s'agira d'opérer son cœur à la naissance, sinon l'enfant ne vivra pas. Huit semaines après cette découverte, une autre malformation associée est reconnue dans le cœur, une amniocentèse est alors indiquée, tardivement. Une anomalie génétique importante est révélée sur les chromosomes du bébé deux semaines plus tard. Une interruption médicalisée de grossesse est décidée.

La future maman entre dans son septième mois de grossesse. Elle a deux prénoms en tête : Judith et Libie. Libie ça veut dire « mon cœur » en hébreu, c'est le prénom auquel elle pense, bizarrement, depuis qu'elle a appris la malformation cardiaque de sa fille.

« Libie, oui c'est joli, moi j'associe directement avec Kadhafi, des bombes et de l'argent noir, mais c'est joli », dira le père de celle qui attend un enfant. Pour « supporter » l'horizon d'une naissance compliquée et d'un nouveau-né opéré à cœur ouvert à quelques jours de vie, la future maman a dessiné une copie des oiseaux de Picasso, on y voit des colombes qui volent dans l'air immense, majestueuses, ça lui rappelle la mer : « Ce toit tranquille, où marchent des colombes, entre les pins palpite, entre les tombes[1]… »

Tout cet horizon d'espérance se brouille à l'annonce des résultats alarmants de l'amniocentèse. Tout va s'arrêter. La cadre sage-femme explique le protocole :

« Vous arriverez la veille au soir de l'intervention. Vous rentrerez par la porte C, puis vous suivrez la couleur rouge, ascenseur rouge, troisième étage qui est celui des grossesses pathologiques, et vous vous présenterez au bureau infirmier. Le gynécologue vous posera des tiges pour dilater le col de l'utérus le soir même. Le lendemain les médecins pratiqueront un geste létal[2]

---

1. P. Valéry, *Le cimetière marin*, Paris, Gallimard, 1920.
2. Le fœticide répond à une obligation légale (demande d'IMG pour une pathologie non curable mais viable et infanticide puni par la loi) et éthique (éviter au fœtus de

sous échographie sur le fœtus par une injection dans le cordon ombilical[3], puis on déclenchera votre accouchement. »

« C'est vous qui allez m'aider à accoucher ? » demande la future parturiente effrayée, espérant trouver un repère humain chez cette sage-femme plutôt qu'un repère signalétique de couleur d'ascenseur.

« Ah non madame, ce sera celle qui se sentira de le faire le jour J en salle d'accouchement ! »

Hors protocole, point de salut[4].

« On vous proposera un rituel autour de la naissance. Vous pourrez prendre votre bébé dans vos bras, lui parler, passer autant de temps qu'il vous faut avec lui.

– Non merci, je ne pense pas que j'en aurai envie.

---

souffrir et au soignant d'accompagner un décès plus ou moins rapide).

3. Dans les faits, face aux difficultés techniques pour pratiquer l'injection dans le cordon ombilical, l'injection se fait directement dans le cœur du fœtus.

4. « Ces entretiens sont très compliqués à mener et demandent de la part de la sage-femme des grandes qualités d'écoute et d'empathie, mais aussi d'élaboration de ses propres émotions. » J. Shulz et coll., « Honte et culpabilité chez la femme enceinte suite à une interruption médicale de grossesse », *La psychiatrie de l'enfant*, vol. 59, n° 2, 2016, p. 361-424.

– Madame, c'est une étape importante pour votre deuil périnatal, réfléchissez-y, on ne vous demande pas une réponse tout de suite. De plus, des photos de votre enfant seront faites et vous pourrez garder cet album pendant toute votre vie. On vous proposera un suivi psychologique, bien entendu c'est important pour vous aider à traverser ce traumatisme et à faire le deuil… »

Le jour J, la sage-femme qui assiste la femme qui porte son enfant mort à l'intérieur s'avère douce et moins protocolaire, réalité oblige. Elle aide la femme qui souffre à accoucher.

« Sur une échelle de 1 à 10 vous avez mal à combien ? » demande-t-elle à la parturiente qui se contorsionne sous l'étau des contractions.

Si la douleur dépasse un certain chiffre, on lui posera la péridurale. « Je ne sais pas », répond la femme égarée, incapable de répondre à cette question simple. Après l'expulsion de « l'enfant né sans vie[5] », la

5. Selon la circulaire du 30 novembre 2001, lorsque le fœtus est né vivant, à partir de 22 semaines d'aménorrhée (SA) ou d'un poids supérieur à 500 g, l'inscription sur le livret de famille est obligatoire ainsi que la dotation officielle d'un prénom. S'il est né mort après 22 SA ou vivant avant 22 SA, l'inscription sur le livret de famille est possible ainsi que

ventrière demande pour la énième fois si la femme morte à demi est certaine de ne pas vouloir voir son bébé. La femme libérée est sûre (de rien) et laisse partir l'accoucheuse avec sa toute petite emmitouflée dans un linceul blanc. Quand la sage-femme reviendra dans sa chambre, la femme lui demandera sans savoir pourquoi « Elle est jolie ? », et la sage-femme lui répondra après une hésitation étrange « Oui, elle est très jolie. »

Je n'ai jamais autant entendu parler de la mort que durant ces années d'internat. De la mort mais surtout de la perte qu'elle signifie pour les patients. Une perte qui ébranle toujours singulièrement, pour longtemps, sans doute pour toujours. La mort concerne tous les hommes, mais elle a beau être universelle, elle ne s'adresse toujours qu'à un seul, dans le creux de l'oreille, et la réponse de chaque individu face à ce qui n'est plus est toujours différente et éprouvée différemment en fonction de l'histoire de chacun. C'est ce seul-là, ce seul qui doit faire avec la disparition, que je rencontre en tant que psychiatre, ce seul avec qui je

---

la dotation officielle d'un prénom. S'il est né mort avant 22 SA, l'inscription sur le livret de famille est impossible.

dois composer dans la thérapie – avec lui et avec ses fantômes. Comment aider au mieux un patient à se débrouiller avec ce qui n'est plus ?

Tout travail de deuil implique que « l'endeuillé ait dans son psychisme une représentation de l'objet perdu[6] », or dans le cas de la perte d'un bébé en période périnatale il s'agit de parvenir à faire le deuil d'une relation fantasmatique et imaginaire. Pour cette raison, entre autres, les théoriciens du deuil périnatal s'attachent à le décrire comme particulièrement délicat et ayant une place à part ; « deuil non résolu », « interminable » ou « infaisable » sont des termes souvent employés. La perte d'un bébé laisse les parents « devant un vide particulièrement cruel en termes d'images ou de souvenirs d'une vie partagée[7] ». Pour que le travail puisse être opérant, il semblerait qu'il faille d'abord « savoir ce qui est perdu[8] ». Mais savoir ce qui est perdu demande une forte capacité de symbolisation et élaborer

6. A., M., J. Gaugue, « Le deuil périnatal : la question de la reconnaissance sociale et juridique des bébés mort-nés », *Devenir*, vol. 28, n° 1, 2016, p. 5-20.
7. M. Dollander, « Deuil périnatal paternel et relation d'objet virtuelle », *Dialogue*, vol. 3, n° 205, 2014, p. 107.
8. *Ibid.*

des images, des représentations est un processus qui demande du temps, du vide, de l'égarement, de l'espace psychique pour trouver ses propres forces vives. Or il m'est apparu que l'hôpital et ses protocoles-prêts-à-l'emploi proposent un peu vite parfois des façons de faire, des rituels de deuil, qui viennent boucher littéralement cette horrible béance, ce vide laissé par la perte, sans envisager le fait que ce vide soit peut-être nécessaire au surgissement d'un imaginaire, ou nécessaire à l'émergence de questions, d'idées, qui permettent de retrouver un élan vital. Apprécier au préalable le paysage intérieur de la femme, du couple, des parents, leurs images, leurs ressentis, leurs douleurs, leurs façons toute particulière de vivre ce qui arrive (souvent soudainement et sans leur laisser le temps de se « préparer »), repérer ce sur quoi ils s'appuient pour supporter cet événement inattendu et amener progressivement le couple à trouver des représentations qui soient les siennes et permettront une élaboration de cette mort périnatale, c'est, il me semble, ce que le psychiatre doit rendre possible.

L'hôpital nous propose, que l'on soit soignant ou soigné, le protocole suivant : un accouchement sans douleur avec une anesthésie péridurale, la présentation du fœtus mort (de la manière la moins effrayante possible), un moment avec l'enfant mort-né, la prise de photos, la nomination, la déclaration à l'état civil, le devenir du corps, l'autopsie, l'organisation d'obsèques…

« Sur une échelle de 1 à 10 vous avez mal à combien ? » répète la sage-femme… « Je me suis rendu compte, après coup, quand on m'a posé cette question à laquelle je n'arrivais vraiment pas à répondre que ma douleur était ailleurs. Je ne parvenais pas à répondre à la sage-femme, c'est évident, car la douleur dont elle parlait répondait à une autre douleur chez moi, une douleur plus sourde, non quantifiable et pourtant beaucoup plus vive et insupportable que les contractions qui m'encerclaient. Je crois que je souffrais énormément évidemment, mais je n'ai pas réclamé la péridurale car quelque chose peut-être au fond de moi me poussait à souffrir, à souffrir et à être punie pour ce que j'avais fait à ma petite. »

Comment ne pas entendre ici l'extrême complexité du dialogue qui s'instaure entre une femme confrontée à une interruption médicale de grossesse et une soignante qui l'assiste. La pertinence de la question de la douleur évaluée sur une échelle numérique qui consiste à demander au patient de noter sa douleur de 0 à 10 (0 étant l'absence de douleur et 10 la douleur maximale imaginable) semble discutable ici. En effet, la douleur de la patiente est inimaginable au moment où on lui pose la question.

« Ce qui compte est la capacité des soignants à se dégager de leurs propres idéaux et fantasmes leur permettant ainsi d'être au plus près des besoins de chaque couple[9]. » Encore faut-il savoir de quoi nos idéaux et nos fantasmes sont faits, pour pouvoir s'en dégager, et ne pas se cacher derrière des protocoles tout faits et des « rituels-Ikea » systématiques pour pouvoir s'interroger en tant que soignant qui accompagne de tels bouleversements.

« On m'a annoncé que j'allais accoucher par voie basse et qu'on allait pratiquer une piqûre dans mon ventre pour arrêter le cœur du bébé, je ne sais pas si je vais supporter de porter cet enfant mort dans mon ventre le temps de sa "naissance". J'ai peur de devenir complètement folle, un peu comme Ophélie dans Hamlet, de me mettre à errer dans les

9. J. Shulz et coll., « Honte et culpabilité chez la femme enceinte suite à une interruption médicale de grossesse », *La psychiatrie de l'enfant*, vol. 59, n° 2, 2016, p. 361-424.

couloirs de l'hôpital en délirant et en hurlant partout de désespoir. Il faut que je trouve quelque chose, une idée pour supporter ce que je n'arrive pas à me figurer », dira la femme qui se sent sur le seuil de l'entre-deux-mondes. La veille de l'intervention elle dit encore : « Ça y est j'ai trouvé, j'ai trouvé grâce à une femme, grâce au rabbin Delphine Horvilleur. Je l'ai appelée pour qu'elle me donne une clef, une clef pour me faufiler ailleurs, pour ne pas chuter lors de ce geste atroce qui arrêtera le cœur de mon enfant, une clef pour ne pas errer et ne pas laisser errer ma petite avec moi. Dans le judaïsme, on place une mezouzah[10] sur le montant de sa porte de maison, ça symbolise une séparation entre la sphère intime et la sphère extérieure. Je vais penser à ça, mon utérus c'est comme une petite maison, il fera la

10. La première occurrence de ce mot dans la Torah se trouve au moment où la dixième et dernière plaie s'abat sur le peuple égyptien, la mort des premiers-nés mâles. Pour protéger ses enfants, le peuple juif est amené à placer du sang sur les deux montants de leur porte d'entrée, marque qui leur permet d'être identifiés donc et protégés de cette plaie effroyable qui va s'abattre. Ainsi, en pensant à la mezouzah comme séparation forte entre la vie et la mort, la femme cherche aussi à conjurer le sort et à empêcher la mort de son bébé.

séparation entre la mort et la vie, comme ça la mort ne m'envahira pas totalement. »

Le besoin de se raconter une histoire, de trouver un symbole fort, une image salvatrice, est profond chez cette femme qui cherche à anticiper la mort d'un être qu'elle a porté en son sein quelques mois.

Comme dit le conteur génial Jean-Claude Carrière : « Il faut corrompre le réel avec l'imaginaire[11] », d'autant plus quand ce réel prend des allures de cauchemar. Si l'imaginaire de chacun est un trésor particulier et toujours idiosyncrasique, il s'agit, à côté des formules dictées par les politiques sanitaires, de laisser la place, encore et toujours, au discours du patient. « Comme tout ce qui a trait au psychisme humain, la systématisation a des effets iatrogènes. La pertinence des rituels proposés ne dépend pas du terme physiologique de la grossesse mais de la maturité du processus de maternalité et d'objectalisation du fœtus / bébé[12]. »

Pour évaluer cette maturité, qu'il s'agisse d'une femme enceinte ou de n'importe quel

---

11. J.-C. Carrière, interview publiée dans *L'Express* le 30 juin 2011.
12. J. Shulz et coll., « Honte et culpabilité chez la femme enceinte suite à une interruption médicale de grossesse », *La psychiatrie de l'enfant*, vol. 59, n° 2, 2016, p. 361-424.

autre patient, il ne faut pas avoir peur de laisser quelque chose advenir chez l'autre, ne pas avoir peur de se taire sans proposer un déroulé tout fait, protocolaire, enfermant, autoritaire et absolu. Il est donc important que les rituels proposés par l'hôpital existent, même devant l'absence de consensus concernant cette question de la mort périnatale, mais ce qui m'a touchée et qui est essentiel lors de ces moments de bascule à l'hôpital, c'est la capacité d'un être soignant à s'effacer pour pouvoir recueillir et accompagner les patients à continuer, encore et toujours, à se raconter des histoires.

L comme lumière

Silence. Long silence. Silence pesant. Silence silex. Silence qui serre la poitrine. Silence où aucun ange ne passe. Silence effrayant d'une nuit de garde où je suis réveillée pour accueillir une femme, une femme qui n'arrive pas à trouver le sommeil, une mère, une mère qui a perdu sa fille. Silence. Silence qui n'en finit pas. Silence qui étouffe. Je ne sais plus combien de temps cela a duré. Ça m'a paru une éternité. La patiente est assise en face de moi, de l'autre côté du bureau, elle est là et elle n'est pas là, son corps est là mais son regard est ailleurs. Je dois oser rompre ce silence.

« Madame… ? » lance une voix sourde, la mienne, qui se voulait douce et engageante.

« Dormir. Je veux dormir. Je n'arrive pas à dormir. Aidez-moi à dormir », répond la femme.

« Je vais vous donner quelque chose pour vous aider à dormir. » Silence. Silence qui enfle comme un gros animal marin, qui s'étire, qui remplit tout l'espace, qui me donne envie de fuir la douleur qui étreint cette femme, la douleur à laquelle je ne peux pas mettre fin.

« Voulez-vous me parler de ce qui vous empêche de dormir ? » osai-je avec une simplicité troublante.

Et la patiente a murmuré. Elle a murmuré la soirée où sa fille était « patraque » au retour de l'école. Elle n'a pas voulu manger et était « franchement très pâle ». Elle ne se sentait pas dans son état normal. « Je lui ai donné un bain. » Et puis la voyant de plus en plus « grise » elle a appelé SOS médecins. Et quand le médecin est arrivé, la petite s'est évanouie, le docteur a essayé de la réanimer, le SAMU est arrivé, mais la petite s'en est allée.

Silence qui foudroie. La patiente est dans un état de quasi-sidération psychique. L'air hagard elle me regarde mais ne dit rien. Je lui prends la main. Je lui prends la main et je m'installe dans ce silence qui l'assaille. Que faire ? Que dire ? Ça ne s'apprend pas dans un manuel psychiatrique ce genre de choses. Alors je suis restée là, très là, présente, à l'écouter dans son silence, et je continuais de lui caresser la main. J'ai senti qu'elle voulait dire des choses mais qu'aucun mot ne parvenait à sortir de sa bouche.

« Qu'est-ce qu'elle aime votre fille ? » lui ai-je demandé au présent, pour tenter de les rejoindre, elle et sa fille, ou pour les faire se rejoindre, dans ce pli du temps où cette femme semblait s'être recroquevillée. Et cette patiente quasi en arrêt, avec le dernier souffle de voix et de vie qui lui restait, m'a décrit sa petite fille de 6 ans et son enthousiasme pour les étoiles. « Elle les a toutes baptisées avec des prénoms inventés ! » Sourire. Elle s'est animée, elle a ramené sa petite fille dans le monde un moment. Elle l'a arrachée à cet ailleurs l'espace d'un instant et j'ai eu le sentiment que de la vie avait traversé la patiente de nouveau. Une petite touche de lumière. Presque insignifiante, mais la lumière était là. Comme dans une peinture de Soulages, la toile est toute noire, et soudainement, on fait un pas, et devant ce magma sombre, on voit de la lumière.

Je lui ai donné un hypnotique pour la nuit et la femme est repartie, courbée de douleur, avec cette minuscule clochette de lumière.

En reprenant cet entretien avec mes collègues le lendemain matin, j'ai dit que j'avais « tenu » la main de la patiente. Il m'est apparu que dans un sens j'avais tenu oui, que je tenais debout, moi, pendant l'entretien. J'étais arrivée sur mes deux pieds et je me tenais debout et en mouvement. Ce n'était pas le cas de la patiente. Elle, elle avait perdu la possibilité même de se tenir.

Ces rencontres avec des femmes et des hommes blessés sont saisissantes. Elles vous empoignent et vous marquent à jamais. Et c'est dans le giron de l'hôpital, de l'*hospitium* latin, qu'il me plaît d'accueillir les patients, dans un lieu de refuge. À chaque fois que j'ai croisé des êtres en pleine catastrophe intérieure, je le sais maintenant, j'ai cherché ardemment cette clochette de lumière. « S'acharner à souffler de l'air dans la bouche des fous qui avaient essayé de se tuer », écrit Jean Oury dans je ne sais plus quel ouvrage, « s'acharner ». Ce verbe est expressif, il souligne bien d'une part un certain type de violence que l'on s'inflige pour tenir bon, pour ne pas s'effondrer avec nos patients, pour ne pas nous perdre avec eux, et pour protéger notre rôle de refuge. Et d'autre part, il y a de la force aussi dans le verbe « s'acharner », comme s'il s'agissait de maintenir vaille que vaille, avec obstination, la capacité d'être dans un élan créateur et de laisser s'animer, encore et toujours, la lumière des hommes.

M comme Marie l'indomptable

Marie est haute comme trois pommes, elle a un corps d'enfant, difforme, et un visage ravissant d'adolescente. Sa petite taille de 1,20 m et sa scoliose contrastent avec une présentation séduisante et un regard pétillant. Marie est toujours coquette, élégante, elle a à cœur de se parer et de se maquiller.

Je rencontre Marie lors de sa première hospitalisation dans un service de psychiatrie pour adolescents. Elle est adressée au service où je suis toute jeune interne pour évaluation d'une anorexie mentale. Depuis sa naissance, Marie bénéficie d'une prise en charge pluridisciplinaire extrêmement lourde puisqu'elle souffre d'une malformation congénitale sévère qui déforme sa colonne vertébrale. Elle porte un corset depuis qu'elle a deux mois et est suivie de façon très rapprochée pour un retard de croissance staturo-pondéral très important. Ne retrouvant pas de cause organique au tableau clinique de leur patiente, après plusieurs années d'errance diagnostique, les médecins se tournent vers leurs confrères pédopsychiatres pour examiner la possibilité d'une anorexie mentale atypique. C'est ainsi que Marie débarque, comme moi, pour la première fois, en pédopsychiatrie.

Durant notre premier entretien je lui propose de parler d'elle de façon très libre. Marie adopte un ton d'emblée incisif, elle est logorrhéique et a deux sujets de discussion intarissables : le vomi et l'hôpital. Elle a le mot « vomi » à la bouche et en parle à tout bout de champ. Elle a « peur de vomir », raison pour laquelle elle restreint sa prise alimentaire d'après elle. « Je veux pas vomir, je veux pas vomir », « J'ai peur de vomir », « C'est atroce de vomir », « C'est quelque chose qui m'a marquée ! J'ai vomi tous les matins pendant six mois, je vomissais devant tout le monde. » Chaque matin depuis de longs mois, Marie vomit l'apport alimentaire qui passe la nuit par la sonde nasogastrique qu'on lui a posée afin de l'aider à prendre du poids et la sauver de désordres électrolytiques qui pourraient la conduire à la mort. Ces vomissements itératifs la plongent dans un état d'angoisse manifeste, en bref elle présente un tableau d'émétophobie intense.

Quant à l'hôpital, Marie est très véhémente à l'endroit des médecins et ne manque pas de se répandre en invectives furibondes contre l'ensemble des docteurs. Ces derniers sont « moches et ressemblent à des vieilles biques », ils sont « idiots à un point fou », « Oyéé ! Ils sont bêtes ! », ils sont « méchants », « croient tout savoir alors qu'ils ne trouvent même pas ce que j'ai, et c'est normal, je n'ai rien à part mes angoisses ! » Ainsi, lors de nos premiers entretiens, Marie a davantage « débagoulé » que parlé. Les mots sortaient de sa bouche avec une telle abondance et une telle précipitation que j'avais le sentiment d'avoir ouvert la boîte de Pandore, et que l'ensemble des maux de l'humanité résidait là, dans ce petit bout d'adolescente incandescente.

Marie s'anime quand elle parle de sa famille, du collège et de sa vie quotidienne. Elle se sent authentiquement aimée et décrit une chaleur familiale rassurante qui ne l'empêche pas d'investir le monde extra-familial. Seul point à propos duquel elle reste silencieuse : la malformation congénitale qui la malmène depuis toujours et qui cache une grande détresse. Car si Marie a un jeune visage délicat, éveillé et plein de charmes, elle reste déformée par sa pathologie et sa cachexie. « Elle fait peur à voir », ai-je souvent entendu de la part de collègues qui croisaient Marie se rendant en consultation. Marie est monstrueuse, elle attire le regard, forcément, du fait de sa taille minuscule, sa maigreur extrême, sa silhouette aussi tordue qu'un bonsaï. De ces regards lourds et effrayés, Marie ne dit pourtant jamais rien.

Devant une jeune fille à la singularité si forte, face à un corps si « dépendant » de la médecine, face à son adversité farouche envers la gente médicale, la question de ma place dans la thérapie fut épineuse. Comment l'aider ? Comment rendre possible la délicate quête de soi qui importe dans chaque suivi ? Comment permettre à Marie de distinguer « ce qu'elle souhaitait, ce qu'elle voulait, de ce que l'on avait voulu d'elle et souhaité pour elle dans le passé, de ce que l'on veut et souhaite pour elle dans le présent[1] ? » Comment, de plus, échapper

1. M.-C. et E. Ortigues, *Comment se décide une psychothérapie d'enfant ?*, Paris, Heures de France, 2005, p. 30.

au panier de crabes dans lequel elle semblait mettre tous les médecins et qui vouerait la thérapie à l'échec ?

Le cadre psychothérapeutique s'est ainsi dessiné avec ces questions comme trame de fond et autour de la volubilité de Marie, Marie qui parle sans s'arrêter avec une telle loquacité qu'elle n'a pas le temps de respirer. Elle semble rechercher un climat de présence dans l'écoute et son hospitalisation en service de pédopsychiatrie lui a offert cela je crois. Tout enfant nécessite une présence qui atteste que ce qu'il dit est entendu. Avec mon référent le docteur Chabert comme capitaine et son équipage soignant, à bord du petit esquif[2], la qualité d'être-là de l'équipe, dans le partage, a permis à Marie la possibilité d'avoir enfin une place différente.

Pendant douze années, son parcours de soin au sein des différents services hospitaliers a été éprouvant et Marie n'a jamais eu le sentiment d'y avoir sa place. Bien qu'elle ait été au centre du dispositif de recherche médicale, Marie avait le sentiment de n'avoir pas son mot à dire dans toute cette histoire.

---

2. Esquif est le nom du pavillon qui accueille le service d'hospitalisation à temps complet pour adolescents du CHU de Strasbourg. L'inénarrable docteur Chabert en est le responsable.

« Les médecins disent ce qu'ils veulent », « ils décident pour moi », « le docteur Untel ne m'écoute jamais, je lui ai dit pourtant que j'essaye de manger comme il faut ». Autant de phrases qui témoignent de l'impression, pour Marie, que son avis passe à la trappe.

De cette façon, à son arrivée en « psy », le fameux miracle de la parole qui, parfois, fait florès en psychiatrie, qui plus est en psychiatrie de l'enfant et de l'adolescent, a opéré. Non pas que la réalité de la parole de Marie a été sous-estimée par les médecins, mais il apparaît clairement, devant ce tableau clinique complexe, que la priorité a été donnée aux explorations médicales organiques et non pas à la façon dont Marie vivait sa « maladie ». Est-ce une des raisons pour lesquelles, faute d'exprimer un ressenti subjectif, Marie tente de dire sa vérité en engageant son corps ? Je percevais chez elle cet incroyable « appel » du corps qui prouvait cette volonté, cette force indomptable, cette tentative passionnée de lutter pour une vérité subjective mais au prix d'une mise en danger du corps. Car si le corps de Marie fait l'objet d'une approche médicale attentive, Marie parle très peu de son corps, dans son discours ce dernier n'a aucune place. Là où son corps se fait entendre par contre, c'est dans ce qu'il donne à voir de maigreur et de danger. En refusant de s'alimenter, Marie soumet son corps à rude épreuve.

Il se trouve, parfois, que les titres des ouvrages guident mes choix de lecture. Après avoir rencontré Marie, je cherchais une histoire à me raconter qui éclairerait ce que ma patiente vivait et ressentait. Devant un panel de livres sur l'anorexie mentale, l'un d'entre eux portait ce nom énigmatique, *Les indomptables*. Avant même de lire ce livre, j'ai trouvé que ce caractère indomptable convenait parfaitement à ma patiente. La lecture de cet ouvrage m'a aussitôt éclairée quant à la posture à tenir avec cette jeune fille intraitable.

Ginette Raimbault et Caroline Eliacheff[3] illustrent dans ce livre plusieurs facettes de l'anorexie à travers le portrait de quatre femmes que sont Sissi, impératrice d'Autriche, l'Antigone de Sophocle, Simone Weil la philosophe, et sainte Catherine de Sienne. « Comment être femme ? Pourquoi vivre ? Quelle cause vaut de se sacrifier pour elle ? » se demandent toutes ces femmes.

---

3. G. Raimbault, C. Eliacheff, *Les indomptables : figures de l'anorexie*, Paris, Odile Jacob, 1989. Ginette Raimbault est psychanalyste et directeur de recherche à l'INSERM, et Caroline Eliacheff est pédopsychiatre et psychanalyste.

Sissi l'impératrice par exemple, « la femme la plus belle d'Europe, la plus puissante aussi, n'avait qu'une obsession : ne pas dépasser cinquante kilos (elle mesurait 1,72 m) ». Mariée à l'âge de 15 ans à François-Joseph, elle a toujours refusé « le protocole et le cérémonial, expression symbolique de la majesté impériale et du prestige de la dynastie » et quittera Vienne à 23 ans « où tout ce qui, pour elle, représente la vie, lui est interdit (ses animaux familiers, les repas en tête à tête avec son mari, les promenades solitaires, les visites impromptues à ses enfants) pour d'innombrables voyages, errante solitaire, vulnérable, désenchantée, au gré de passions temporaires vites abandonnées ». Cette vie matérielle d'obligations et de devoirs (représentée pour Sissi par le monde de l'archiduchesse Sophie, mère de François-Joseph) me semblait être représentée dans le cas de Marie par le monde hospitalier. Comparable au monde des parents, j'avais perçu qu'il pouvait être vécu par certains patients présentant une maladie chronique comme un monde matériel de contraintes, de devoirs, de protocoles où la dimension du désir est parfois perçue comme radicalement absente, exclue. Ainsi, pour Marie, aucun sentiment, aucune chaleur vraie ne fait partie de cet univers. L'inimitié qu'elle témoigne à l'égard de l'hôpital m'apparaît d'autant plus virulente et violente que c'est bien l'hôpital et ses représentants qui rappellent à Marie l'infirmité qui la caractérise. Infirmité que Marie tente à tout prix de ne pas voir, de voiler et d'effacer. Ainsi l'hôpital « antipathique » n'est pas un constat objectif mais bien un ressenti subjectif inscrit dans les représentations de Marie. Cette antipathie s'exprimera tout au long de nos entretiens : « C'est pas compliqué, les médecins je les déteste », « Ils me disent toujours ce que je dois faire » ou encore : « À l'hôpital on me dit que je suis malade. Mais, pour moi, c'est juste une angoisse. Et si je n'ai pas d'angoisse, ce sera réglé », « J'ai pas apprécié que les infirmières me disent cette semaine "arrête de te faire vomir". » Je me suis demandé si au-delà du rejet du monde proprement hospitalier ce n'était pas un monde d'obligations, de mort, un monde sans désir, sans bonheur et sans vie que Marie cherche à rejeter. Monde « médical » qui viendrait lui imposer son corps comme objet, comme corps désubjectivé, et qui la confine à une passivité et réveille une impuissance toujours renouvelée depuis sa naissance. Comme s'il existait une objectalisation du corps de Marie, et une absence de maîtrise par sa psyché de ce corps propre, corps indomptable pour elle d'autant plus qu'il lui apparaît comme « volé » par la médecine. C'est, entre autres, avec cette hypothèse de dépossession de son corps comme source de conflit pour Marie[4] que je l'ai écoutée pendant près de quatre années. Le symptôme anorectique serait donc une façon de « défier les lois de la biologie, de la physiologie et de la nature telles qu'elles sont codifiées par l'ordre médical [...]. La jeune fille anorexique affirme envers et contre tous que ne pas manger n'est pas une destruction mais la seule façon pour elle de VIVRE. Son désir de vie, son appel à l'Être implique de ne pas vivre à n'importe quel prix », lit-on dans *Les indomptables.* Ce prix c'est celui qu'« impose » à Marie la mère-médecine depuis sa naissance, c'est ce corset porté à

4. « L'enfant, par la maladie, est soumis à la fois à une agression interne, par le mal physique, et extérieure, par les obligations médicales que le mal impose. Vis-à-vis de l'une et de l'autre il est placé en situation de soumission. Le corps, au lieu d'être instrument de jouissance et d'autonomie comme dans les conditions habituelles, devient lieu de souffrance, objet de dépendance, occasion de passivité. » L. Kreisler, « L'enfant malade », dans S. Lebovici, R. Diatkine et M. Soulé (sous la direction de), *Nouveau traité de psychiatrie de l'enfant et de l'adolescent,* Paris, Puf, 2004.

l'âge de 2 mois, c'est ce nombre incalculable d'hospitalisations, de prises de sang, d'imageries radiologiques, d'examens invasifs que Marie doit subir pour mener à bien le projet médical de soin. Ainsi, m'apparaissait assez clairement le fait que, s'il y a quelque chose que Marie ne parvenait pas à digérer, c'est cette vie ! Elle ne veut pas de cette vie biologique, faite de besoins, de faire et de survie qu'on lui propose, et son symptôme anorectique était sa façon à elle de manifester ce rejet.

Quelle autre place pouvais-je adopter, si ce n'est celle de respecter sa manière de vivre à elle, dans toute sa singularité, sur cette crête désirante et déséquilibrée qui est la sienne ? L'anorexie semblait être la façon d'être qui s'imposait dangereusement à Marie et qui laissait transparaître son désir en tant que désir de vie. En regard de cette patiente, sur le fil ténu du lien psychothérapeutique, j'ai eu une réponse thérapeutique singulière. J'ai appris à être présente sans prendre toute la place, j'ai appris à être là en m'effaçant, pour lui laisser la place à elle. Dans cet effacement, dans ce retrait, il s'agissait de proposer un espace pour que Marie puisse dire avec les mots ce qu'elle montrait avec son corps, il s'agissait de ne pas la prendre comme objet d'étude mais bien plutôt de la laisser dire ce qu'elle voulait, comme elle le voulait, dans l'ordre qu'elle voulait. Progressivement un changement a eu lieu, il s'est opéré un apaisement du côté du symptôme émétophobique qui était le plus retentissant au moment de notre rencontre, et Marie a su, petit à petit, commencer à dire comment elle vivait ce corps, dans ce corps, par ce corps et contre ce corps qui était le sien depuis toujours. Ainsi, Marie a pu s'inscrire en tant que sujet d'une histoire, sujet historique inscrit dans le temps et la continuité. La laisser parler d'elle, simplement, c'était la considérer comme sujet de son histoire, et lui permettre de se remettre au centre de son existence.

N comme nuit

Depuis la nuit des temps, les médecins sont au chevet des malades de jour comme de nuit. Côtoyer un patient dans la lumière du jour ou dans la pénombre de la nuit ne se ressemble pas, ne relève pas du même travail, ni ne mobilise les mêmes ressources chez les soignants. Pour ma part, j'ai toujours trouvé que la garde, comme entre-deux[1], se situe entre rêve et réalité, entre veille et sommeil, elle est un moment flottant puisqu'on y est souvent tiré du sommeil pour intervenir rapidement sur le terrain sans prendre le temps du réveil. En un certain sens, pendant une garde où des périodes de sommeil sont

---

1. La garde est un entre-deux, un espace entre le jour et la nuit certes, mais aussi un temps de rencontre entre deux individus, patient et médecin, patient et infirmier, infirmier et médecin… Le travail de nuit se déroule sur une scène hospitalière plus déserte que le jour, et chaque entretien prend une tournure plus intime de ce fait.

possibles, il n'y a pas de retour complet à la réalité. Persiste le corps engourdi, l'esprit encore un peu vague et fumeux… Ainsi, en s'affranchissant du temps de l'espace ordinaire, la garde m'a souvent transportée dans une réalité teintée d'irréalité.

C'est un moment de bascule, la première nuit de garde, où l'on dit au revoir au soleil qui se couche avec une grande appréhension. La nuit va être longue, pense-t-on, sans savoir vraiment à quoi s'attendre. Comme étudiante en médecine, ma première garde s'est déroulée aux urgences orthopédiques de l'hôpital Avicenne. Nous étions en binôme avec un camarade et nous n'en menions pas large sous nos blouses encore toutes immaculées. Nous avons pris soin de nous répartir les horaires de la nuit à partir des douze coups de minuit : je répondrais à l'appel jusqu'à quatre heures du matin et Tom prendrait le relais de quatre à huit heures. Jusqu'à minuit, nous nous sommes occupés de quelques plâtres[2] et sutures et puisque la seconde partie de la nuit était plus

2. Tom me rappelle à l'occasion de l'écriture de cette première garde que je lui avais expliqué fièrement comment j'avais exécuté mon premier plâtre ! Malheureusement j'avais oublié de mettre la ouate et l'on a dû rappeler le patient plâtré pour tout recommencer du début…

calme, nous sommes remontés dans notre chambre de garde qui se composait, spartiate, de deux lits d'hôpital et de l'odeur qui l'accompagne, un mélange de maladie et de désinfectant. Après quelques heures dans la pénombre, restant aux aguets en cas d'appel soudain, je me rendis compte que Tom ne dormait toujours pas. « J'y arrive pas. J'ai dû boire trop de café. » « Moi non plus j'y arrive pas, ai-je répondu, sauf que moi j'ai pas bu de café. » Finalement, nous avons passé une nuit blanche ! Non pas parce que l'afflux des patients était tel que nous n'avons pas eu une minute pour fermer l'œil !, mais parce que nous étions tout simplement dans un état d'excitation et de stress tout à fait nouveau. « Je n'ai presque pas eu de patients cette nuit et c'était sans intérêt, j'ai préféré vous laisser dormir », nous a lancé le médecin senior au staff. Il n'avait eu, je pense, ni l'énergie ni la patience pour se charger d'accompagner de tout jeunes étudiants en médecine.

Au petit matin, nous avions Tom et moi le visage bouffi par le manque de sommeil. À nos collègues de promotion croisés dans l'enceinte de l'hôpital sur le trajet du retour, nous n'avons pas démenti devant leurs regards compatissants qui semblaient dire « Oh la vache, ils ont dû morfler cette nuit. »

Nous participions par là même au mythe de la première garde qui se veut une nuit éreintante et héroïque. Tels Starsky et Hutch, nous rentrions fièrement au bercail après une nuit de travail musclée.

J'évoque cette première nuit de veille blanche car elle raconte quelque chose de la toile de fond sur laquelle se déroulent nos gardes. Le décor est une nuit noire ou claire qui vous enveloppe, les bruits sont exacerbés, les douleurs aussi, l'imprévisible plane et vous assaille. Réveillez-vous hiboux, chauve-souris, panthères nébuleuses, médecins de garde et autres lucioles, sentinelles de la nuit, réveillez-vous ! Le crépuscule est là, la nuit tombe, debout les ayes-ayes et les morts !

En toile de fond donc, une atmosphère brumeuse, une moindre visibilité, des repères bousculés et une équation à quelques inconnues à laquelle il faudra trouver des solutions. À cela s'ajoute notre corps de nuit, avec sa fatigue de la journée, l'engourdissement qui l'assaille après quelques heures à ruer dans les brancards, et le sentiment de solitude n'ayant plus grand monde vers lequel se tourner en cas de doute.

La nuit en psychiatrie, les patients rencontrés sont plus étranges que d'habitude, tout colorés qu'ils sont des ombres et des mystères opaques. Dans notre spécialité, à l'accueil de nuit des urgences psychiatriques, se rajoute la veillance des patients déjà hospitalisés dans les services. En Alsace, là où j'ai effectué mon internat, les hôpitaux de périphérie sont d'anciens asiles d'aliénés pour certains. L'hôpital psychiatrique de Brumath par exemple, se présente comme un grand parc arboré de quelques hectares, les services y sont répartis dans des pavillons suffisamment éloignés les uns des autres pour qu'un véhicule soit mis à la disposition des internes lors de leurs veillées nocturnes. Dans la nuit profonde, en plein froid hivernal, un plan du site en main, avec comme seule compagnie le regard orangé des lapins éclairés par les phares, les gardes de psychiatrie ressemblent davantage à un road movie. J'errais dans un décor de film d'épouvante, traversant un pays aux accents inconnus[3], voguant de pavillons en pavil-

3. Comme me l'a appris, avec un accent incroyablement chantant, une boulangère mulhousienne à qui j'achetais, fascinée, mes premières schankalas ou cuisses de dames (beignets de Mardi gras) : « Vous, vous êtes une fille de l'intérieur ! » Elle répondait par là même à mon incapacité de prononcer le nom gourmand du beignet convoité. J'ai appris l'histoire de l'Alsace-Lorraine grâce aux commerçants entre autres. Pour les Alsaciens, la « France de l'intérieur » est

lons, de Pfersdorff à Schweitzer en passant par Oberlin, à la rencontre des patients qui ne dormaient pas pour diverses raisons. Et c'est dans cette déambulation sérieuse que l'on croise un monsieur chauve et qui ne sourit plus, que l'on doit apaiser car il s'agite comme un beau diable parce que son voisin le rend si fou qu'il aimerait bien le tuer. C'est dans ce vagabondage que l'on est appelé parce qu'une vieille dame très chouette ne trouve pas le sommeil et hulule dans les chambres masculines et voisines de la sienne pour « troubler les garçons ». C'est dans cet espace étrange que l'on prend la décision de donner un traitement sédatif à un jeune patient qui, se prenant pour un prédateur, inquiète le personnel soignant par des menaces de plus en plus véhémentes. Ainsi, la garde en psychiatrie est impressionnante. Elle est peuplée de rencontres improbables, on doit y prendre des décisions importantes pour les gens, des décisions parfois plus « autoritaires » d'hospitalisations sous contrainte ou de mise en chambre

---

la partie de la France qui exclut l'Alsace-Lorraine. Cette expression est le pendant de celle utilisée par le gouvernement français pour désigner l'Alsace-Moselle pendant leur annexion par l'Allemagne (1871–1918) de « France de l'extérieur ».

d'apaisement, on se retrouve dans des situations délicates, et la nuit participe à rendre le travail plus éprouvant.

Ainsi, exposé au clair de lune, on se demande parfois si on ne va pas se transformer en loup garou tant les aventures psychiatriques de la nuit prennent des allures rocambolesques. Mais comme le dit très justement et avec simplicité Jean Oury, on veille les patients « au jour le jour, à la nuit la nuit ». Avec ou sans étoiles.

O comme Oury

Jean Oury, avant même que j'embrasse l'idée de devenir psychiatre, est un médecin qui m'a interpellée. Il m'a ouvert les yeux et les oreilles sur tout un univers qui m'attirait et me faisait peur, celui d'un « sous-bois des insensés[1] » qui me fascinait et auquel je ne connaissais pas grand-chose, si ce n'est par les rencontres avec les fous qui rythmaient fréquemment mes trajets dans le métro parisien et la fréquentation de ma tante Nadine et de ses acolytes handicapés mentaux de l'accueil de jour du Foyer occupationnel de Gisors. Jean Oury a des mots simples et une présence délicate pour parler des patients et de la façon dont il a accueilli la folie toute sa vie. Il use d'un vocable très poétique et sa

1. Référence à un film de Martine Deyres, *Le sous-bois des insensés* (Les films du tambour de soie, 2014), réalisé peu avant la mort de Jean Oury le 15 mai 2014.

pensée, au plus près de la clinique de la vie quotidienne, est d'une justesse incroyable. Mon internat de psychiatrie ne s'est pas déroulé à la clinique de La Borde, mais malgré la hiérarchisation à outrance qui règne dans les services hospitaliers, malgré les protocoles de soin qui laissent peu de place à la spontanéité et au hasard, malgré l'organisation institutionnelle qui ne prend pas soin d'elle[2], malgré un référentiel théorique qui ne me faisait pas rêver[3], j'espère avoir attrapé les valeurs chères à Jean Oury qui me semblent fondamentales dans le soin clinique. Fondamentales et surtout trop belles pour les laisser là, dans leur abandon.

« Bienveillance, malveillance… Ce qu'il faut c'est de la veillance. » C'est par ces mots que commence le film *Le sous-bois des insensés*. « La veillance tout court », c'est ainsi que Jean Oury évoque le type d'attention dont le patient a besoin. « Être

2. J. Oury rappelle ce renversement salutaire de pensée : c'est l'hôpital, d'abord, qu'il faut soigner ! Et cela passe par les mots, tout un « travail de l'ambiance », des nuances, de la singularité de tous les acteurs (médecins, malades, infirmiers, cadres) qui partagent l'institution médicale.
3. La plupart des psychiatres utilisent le DSM-5 ou *Manuel diagnostique et statistique des troubles mentaux* qui se veut athéorique, mais qui se base en fait sur le behaviorisme.

disponible, jour et nuit[4] », « être attentif à ce qui se passe », de la « disponibilité et de la veillance ». Ces attributs du médecin-psychiatre résonnaient chez moi d'une façon plus juste que certaines « qualités » qu'on s'entend allouées aux médecins habituellement. Ainsi la veillance me parle davantage que la bienveillance, « qualité » noble en apparence qu'est la bien-veillance mais qui peut se révéler retorse par le bien qu'elle prône justement. Récemment, un homme de mon entourage a perdu son fils adulte dans un accident médiatisé. Il a reçu un coup de téléphone de la CUMP, la cellule d'urgence médico-psychologique qui constitue un dispositif sanitaire spécifique de prise en charge précoce des blessés psychiques (ou « impliqués ») dans les situations d'urgence collective : accidents catastrophiques, catastrophes, ou encore attentats. Le médecin au bout du fil lui faisait part de la nécessité d'une rencontre. L'homme en question ne s'y

4. La veillance, en institution ou en libéral, c'est le type d'attention dont il faut entourer certains malades (s'il y a un risque de suicide par exemple). C'est la « moindre des choses », expression chère à Oury, que de prendre des nouvelles du patient par téléphone (ou bien de ne pas en prendre), de se déplacer pour des consultations plus soutenues dans le temps afin d'aider le patient à traverser ces moments vertigineux et fragiles.

opposait pas et livrait à cette psychiatre qu'il rencontrerait le lendemain les autres blessés et amis de son fils qui avaient réchappé à la catastrophe. C'est alors que ce mandaté de la CUMP par le Quai d'Orsay lui a rétorqué que ce n'était pas possible, que « pour son bien » il serait préférable que le médecin soit présent pour les soutenir dans cette rencontre… bref, sous couvert de bienveillance, ce médecin, selon moi, sortait de la posture juste du psychiatre pour imposer à ce père la bonne et belle manière d'envisager le deuil comme s'il y en avait une.

« La question du bien est aussi proche que possible de notre action. Tout ce qui s'opère d'échanges entre les hommes, et plus encore une intervention du type de la nôtre, a coutume de se mettre sous le chef et l'autorisation du bien – perspective sublime, voire sublimée[5] », écrit Lacan

5. J. Lacan, Le Séminaire, Livre VII (1959-1960), *L'éthique de la psychanalyse,* Paris, Le Seuil, 1986, chapitre intitulé « La fonction du bien ». On y trouve notamment ce passage : « Quel bien poursuivez-vous exactement concernant votre passion ? Cette question est toujours à l'ordre du jour concernant notre comportement. Nous avons à chaque instant à savoir quel doit être notre rapport effectif avec le désir de bien faire, le désir de guérir. Nous avons à compter avec lui comme avec quelque chose qui est de nature à nous fourvoyer. »

dans un chapitre consacré à « La fonction du bien ». Lacan dit plus : « On pourrait de façon paradoxale, voire tranchante, désigner notre désir comme un non-désir de guérir. Cette expression n'a pas d'autre sens que de nous mettre en garde contre les voies vulgaires du bien, telles qu'elles s'offrent si facilement à nous dans leur pente, contre la tricherie bénéfique du vouloir-le-bien-du-sujet[6]. » Cette mise en garde contre le bien, cette interrogation autour de ce prétendu bien sont cruciales et au cœur du métier de psychiatre, du métier de médecin plus généralement. Il ne s'agit pas d'exclure de notre pratique tous problèmes moraux mais bien de questionner la « morale médicale » qui a tendance à guider les bonnes pratiques de certains. Gentillesse, bienveillance, charité, soutien, pitié… ces jolis mots, au lieu d'aider la relation de soin et de l'éclairer de l'intérieur, la réduisent et enferment les malades dans une posture d'individus souffrants et figés en attente de réconfort. À ces conseils donnés aux médecins aujourd'hui, comme en témoigne la fameuse « psychothérapie de *soutien* » à citer à l'examen classant national à chaque prise en charge d'un patient souffrant

6. *Ibid.*

d'une pathologie psychiatrique, je préfère la notion de présence dont parle Jean Oury. La présence c'est surtout honorer un engagement, un engagement « au jour le jour, à la nuit la nuit[7] », il s'agit d'une disponibilité, d'une présence confondue avec l'accueil permanent de l'autre. « Accueillir, la fonction d'accueil : ça commence par être là, faire un signe, un clin d'œil. Ça ne peut pas se commander, quel est le statut collectif du clin d'œil ?, ce qui compte c'est quelque chose qui ne se voit pas[8]. » Ainsi Oury fait l'éloge de l'invisible, de quelque chose qui n'est pas forcément dicible mais qui change tout.

J'ai pu observer dans ma pratique cet aspect quasi invisible de ce qui compte pour les patients et qui peut modifier du tout au tout leur rapport au monde. Ainsi, une patiente schizophrène et résidente d'un service psychiatrique fermé où j'arrivais pour un stage de six mois, en attente d'une place dans un établissement adapté à sa pathologie, exaspérait le personnel soignant qui s'occupait d'elle depuis des années. Il s'agissait d'une patiente très éparpillée, qui

---

7. Citation de Jean Oury au début du film de Martine Deyres *Le sous-bois des insensés.*
8. *Ibid.*

demandait de l'attention et de la patience, et les soignants n'en avaient plus. Fraîche comme une rose, je trouvais quant à moi la patience nécessaire, et je m'entretenais quotidiennement avec cette patiente qui n'était pas dénuée d'humour. Nous avons pris l'habitude de descendre à la cafétéria de l'hôpital car là, au milieu de la bruyante cacophonie de la vie, la patiente retrouvait davantage ses esprits et parvenait à se raconter un peu. Elle était originaire du Rwanda, elle raconta par bribes son histoire, une histoire faite d'exil et de violence, de massacres et de chagrin. Il s'avère que personne n'avait plus laissé à cette patiente la possibilité de s'exprimer, parce qu'elle était là depuis trop longtemps, presque comme un meuble abîmé dont on attend avec impatience l'enlèvement. Cette patiente avait comme unique famille ses deux filles, qui ne venaient plus la voir non plus. J'invitai ses filles à venir me rencontrer, prétextant une petite mise au point de la situation sociale de leur mère. Lors de cette entrevue, je fis part aux filles de l'intérêt que je portais à leur maman. Elles furent surprises, surprises qu'on puisse leur renvoyer une image sympathique de cette femme broyée par la vie, de cette femme qui avait les « plus grandes difficultés à être là[9] ». Cette rencontre a eu pour effet transitoire des visites plus fréquentes des filles à leur mère. Parallèlement, en pensant aux constellations[10] de Jean Oury, je proposai une réunion autour de la patiente en question, chacun parlerait librement d'elle, de ce qui pouvait l'horripiler ou au contraire le toucher, de ce qui était insupportable et énervant… Et le lendemain, comme dit Oury, « tout est changé ! » La patiente est devenue moins agitée, moins incurique, elle a davantage accepté les demandes du personnel soignant et s'est « pliée aux règles du service ». Cela n'était pas arrivé depuis plusieurs années rapportaient les anciens du service. Qu'est-ce qui avait permis ce changement ?

Ce sont ces choses qui ne sont pas forcément dicibles qui ont tout changé. Il peut s'agir d'un « clin d'œil », d'une « virgule »,

---

9. « Un schizophrène a les plus grandes difficultés à être là. Il a perdu la dialectique du proche et du lointain, de l'ici et du là, en même temps que celle du même et de l'autre. Il ne peut être qu'ici », dans J. Oury et M. Depussé, *À quelle heure passe le train…*, Paris, Calmann-Lévy, 2003.

10. Les constellations sont un dispositif très simple qui consiste à réunir tout le personnel soignant, depuis les femmes de ménage jusqu'aux médecins en passant par l'assistante sociale et les infirmiers, et à parler du patient en question.

raconte Oury. « On passait à côté de ce type et on ne mettait pas de virgule », dit-il à propos d'un patient dans la plus grande difficulté psychique. Le clin d'œil, la virgule, c'est une façon très délicate d'évoquer la manière dont les soignants appréhendent les patients. Ce sont des petites choses non pondérables de façon officielle comme un regard, un clin d'œil, un salut plus appuyé que d'habitude, qui transforment le rapport aux patients. Dans le cas de la patiente pour laquelle j'avais cru bon d'organiser une constellation, c'est la façon dont les gens qui l'entouraient pensaient à elle, la considéraient, le regard posé sur elle qui avaient changé et qui la changeaient en retour. Quand je parle ici de petites choses non pondérables de façon officielle comme la manière de s'adresser à un patient, une parole généreuse, un geste délicat… j'y pense comme à des éclairs de vérité qui déchirent la sottise ambiante dans nos hôpitaux et nos universités aujourd'hui.

Au moment où je rédige cet ouvrage, la psychothérapie institutionnelle inventée par Jean Oury a été bannie depuis quelques temps déjà par la Haute Autorité de santé et déclarée comme « non pertinente[11] ». Oury raconte la visite de l'inspecteur des travaux finis visitant la clinique de La Borde et laissant tomber sentencieusement : « C'est un lieu de vie, pas un lieu de soins. » Il n'a rien compris dit Oury. « Heureusement que je n'étais pas là », rugit-il, en guerre contre la bureaucratie et la bêtise. « On voit des commissions d'agrément qui n'y connaissent rien, mais regorgent d'idées sur la manière vertueuse d'économiser le papier hygiénique… Et la psychiatrie institutionnelle, celle qui prend le plus en compte l'individu, peut disparaître[12]… »

Dans ce contexte, il me semblait plus que jamais essentiel de rappeler la pertinence, la force et la richesse de la pensée de Jean Oury. C'est une pensée qui m'a fait

11. « La décision de la Haute Autorité de santé, en 2012, déclarant "non pertinente" la psychothérapie institutionnelle, "nous oblige tous désormais à travailler avec cette clandestinité si nous voulons continuer à faire vivre les valeurs qui nous semblent fondamentales dans le soin clinique. La clandestinité est voisine de cette autre vertu première aux yeux de Jean Oury qu'est la précarité, c'est-à-dire celle d'une posture que l'on sait toujours marquée du provisoire », dans J. Mornet, « Hommage à Jean Oury (1924-2014). "S'il faut entrer dans la clandestinité…" », *Le Coq-héron*, vol. 219, n° 4, 2014, p. 161-163.
12. A. Vildart, « L'indispensable "veillance" de Jean Oury », paru sur lanouvellerépublique.fr le 17 mai 2016.

l'effet d'une transmission, transmission d'un savoir élaboré au plus proche d'une pratique clinique quotidienne, un savoir complexe enseigné par les patients et pour les patients. Ce sont les ouvrages lumineux de Jean Oury (Oury vient de « *hor* », lumière en ancien hébreu) qui m'ont portée pendant mon internat, qui m'ont appris à travailler avec les autres, qui m'ont donné la force d'appréhender certains malades difficiles, qui m'ont donné des idées quant à la prise en charge de patients pour qui nous nous trouvons souvent dans des impasses thérapeutiques.

P comme passé

« Le passé, c'est un second cœur qui bat en nous…
on l'entend, dans nos chairs, rythmer à petits coups,
sa cadence, pareille à l'autre cœur, – plus loin,
l'espace est imprécis où ce cœur a sa place,
mais on l'entend, comme un grand écho, néanmoins,
alimenter le fond de l'être et sa surface.
Il bat. Quand le silence en nous se fait plus fort
cette pulsation mystérieuse est là
qui continue… Et quand on rêve il bat encor,
et quand on souffre il bat, et quand on aime il bat…
Toujours ! C'est un prolongement de notre vie…
Mais si vous recherchez, pour y porter la main,
où peut être la source heureuse et l'eurythmie
de son effluve… Rien !… Vous ne trouverez rien
sous les doigts… Il échappe. Illusion… Personne
ne l'a trouvé jamais… Il faut nous contenter
d'en sentir, à coups sourds, l'élan précipité,
dans les soirs trop humains où ce grand cœur
résonne.

Le passé ! Quel mot vain ! C'est du présent – très flou,
c'est du présent de second plan, et voilà tout.

Il n'est pas vrai que rien jamais soit effacé.
Le passé n'est jamais tout à fait le passé.
N'avez-vous pas senti comme il rôde partout,
et tangible ? Il est là, lucide, clairvoyant,
non pas derrière nous, comme on croit, mais devant.
L'ombre de ce qui fut devant nous se projette
sur le chemin qui va, sur l'acte qui s'éveille.
Ce qui est mort est encor là qui nous précède, –
comme le soir on voit, au coucher du soleil,
les formes qu'on avait peu à peu dépassées
envoyer leur grande ombre au loin, sur les allées,
sur tout votre avenir, plaines, taillis, campagnes !
Et s'en aller toucher de l'aile les montagnes…
Ainsi, tout ce qui fut, jeunesse, enfance, amour,
tout danse devant moi sa danse heureuse ou triste.
Rien derrière !… Le groupe est là qui vole et court.
Mais j'ai beau me hâter, la distance persiste
entre nous deux… Tel je m'en vais, épris du bleu
lointain, et quelquefois si je titube un peu
ce n'est pas que le sol sous mes pas se dérobe,
c'est que parmi le soir, les yeux plein de passé,
ô toi qui vas devant, Souvenir cadencé,
j'ai marché sur la traîne immense de ta robe ! »

C'est dans le recueil *La chambre blanche* que sommeille ce poème incroyable.

Je me souviens, encore adolescente, avoir été émerveillée par cette poésie de Henry Bataille[1]. Il me semblait qu'elle disait quelque chose de révolutionnaire, qu'elle

1. H. Bataille, *La chambre blanche*, Paris, La Différence, 1993.

renversait les codes du Bescherelle, qu'elle brisait en éclats la conception occidentale du temps linéaire. La flèche du temps, sage et ordonnée, passé-présent-futur… oui chef ! cette flèche déviait de sa trajectoire avec cette poésie. Le temps de nos montres et de nos emplois du temps n'était plus à l'heure, ce poème percutant l'avait déréglé. « Du passé faisons table rase ! » chantions-nous dans les manifestations lycéennes, voilà un point de vue du passé qui sonnait faux tout à coup. « Il n'est pas vrai que rien jamais soit effacé », nous dit le poète, alors à cette conception d'un temps « révolutionnaire » et linéaire, j'adoptais celle d'un temps qui percole[2]. Le temps de Proust, le temps des rêves et des enfants, celui de la lecture, le temps de l'amour peut-être, et celui de l'absence.

« Le passé n'est jamais tout à fait le passé », nous confie Henry Bataille. Jamais poème n'a si bien évoqué le rapport trébuchant au passé. Le passé ne serait pas un

---

2. Je dois à mon amie Marie cette belle idée du temps qui percole, qu'elle a elle-même empruntée à Michel Serres qui dit du temps qu'il ne passe pas, mais qu'il percole. Les différents temps (circulaire, linéaire, progressif) se mélangent à la façon du café qui passe dans le percolateur (« le temps s'écoule comme un flux qui percole à travers un réseau de possibles », article du 26 mars 2017 dans le journal *DNA*).

temps que l'on peut abandonner derrière soi, comme on le croit souvent, mais quelque chose qui est là, qui rôde, qui rôde bien au devant de soi ! Le poète nous parle d'un passé au présent, d'un « présent de second plan », d'un passé qui « alimente » le présent. Il va même plus loin puisqu'il projette ce passé au devant de nous, « l'ombre de ce qui fut devant nous se projette, sur le chemin qui va, sur l'acte qui s'éveille », il donne au passé une place centrale et fantomatique. Ce passé fait trébucher les hommes qui marchent sur leurs souvenirs : « Tout ce qui fut, jeunesse, enfance, amour, tout danse devant moi sa danse heureuse ou triste. »

Lors des entretiens avec les patients, le passé est omniprésent. Il est dans toutes les bouches, toutes les oreilles, tous les yeux et tous les ventres. C'est un passé dans tous ses états et sous toutes les formes. Les patients nous en parlent ou pas, mais le passé est là, pour chacun d'entre eux, et il parle en eux, avec eux, voire sans eux.

« Faire l'anamnèse » du patient, c'est la formule clef des étudiants en médecine. Les manuels de psychiatrie, bien entendu, recommandent une reconstitution de l'histoire de la maladie, au moyen de ses souvenirs et de ceux de son entourage, en vue d'orienter le diagnostic. C'est une conception qui rejoint le temps linéaire dont nous parlions plus haut. Anamnèse vient du grec *anamnêsis*. *Ana* signifie de bas en haut et *mnêsis*, la mémoire. Ainsi l'anamnèse signifie, dans un premier temps, faire remonter à la mémoire, raviver la mémoire, rappeler le souvenir au présent. L'image, là encore, est celle d'un vecteur entre le passé et le présent.

Mais à écouter les patients, en écho avec la poésie de Bataille, il me semble que le passé n'est pas qu'une simple reconstitution mémorielle qui va fouiller dans les souvenirs pour les ramener à la surface. Il n'y a pas de rapport simple au passé, le passé simple, ça n'existe qu'en conjugaison ! Le passé me semble davantage pluriel, voilé, ou difficile d'accès. Assez simplement parce que nous n'avons affaire qu'à une histoire du passé, et non pas au « pur » passé tel qu'il s'est déroulé factuellement, nous racontons notre passé comme une histoire, comme il nous semble avoir été, avec ses parts d'ombre et d'oubli, nous racontons notre passé comme il nous a marqués, comme il nous a touchés. Ce qui s'entend avec les patients, ce qui est palpable de leur rapport au passé, c'est le travail de retour à la mémoire d'un passé vécu, d'un passé vivant, d'un passé qui a laissé des traces émotionnelles, d'un passé qui fait encore du bruit et qui y est pour quelque chose dans les symptômes présentés par nos patients. Il s'agit bien d'un passé qui les fait, encore et toujours, trébucher. « Ma première fois, comme dans beaucoup de familles, c'était avec mon cousin », rapporte un patient, l'air de rien, pour qui la question de la sexualité est très problématique. « J'ai toujours été le vilain petit canard, mais j'y pense plus », répète au fil des mois un patient qui se retrouve toujours dans la position de celui qui est rejeté au sein de son cercle amical, et retrouve alors cette position de solitude dont il se plaint. Nous entendons à quel point le passé est non seulement là, mais est aussi à nous hanter, présentifié par le simple fait d'en parler. Nous pourrions évoquer à cet endroit le terme de reviviscence qui se distingue de celui de réminiscence puisqu'il ajoute l'affect à la mémoire. L'affect de la scène passée se manifeste dans la scène présente, un passé au présent donc, un présent du passé comme dirait saint Augustin[3].

---

3. Saint Augustin écrit à propos du temps dans *Les confessions* (Paris, Flammarion, 1993), « C'est donc une

Le rapport au passé des patients en psychiatrie est noueux, il est pour beaucoup fracassé, écorché, douloureux, culpabilisant et, entre autres, pour ces raisons-là, souvent oublié ou refoulé. « Tout instant de notre vivante journée est submergé par les vagues d'un passé apparemment oublié », écrit Stefan Zweig[4]. Notre métier est donc en quelque sorte celui d'une écoute du présent du passé. Accompagner les patients dans leur trébuchement, dans leur vacillement, dans leur ivresse du passé m'est apparu quelque chose de central. Grâce à cette écoute, nous soutenons les patients dans la constitution d'une histoire, nous les soutenons à se constituer une histoire, c'est-à-dire à en être acteur par la parole. De cette façon, le passé lointain et fantomatique, le passé qui nous agit, qui nous hante et nous fait tomber, celui-là même qui nous malmène, est amené, tel un cheval fougueux, à être dompté par chaque patient.

---

impropriété que de dire : il y a trois temps, le passé, le présent et le futur. Il serait sans doute plus juste de dire : il y a trois temps : le présent du passé, le présent du présent, le présent du futur. [...] Le présent du passé, c'est la mémoire ; le présent du présent, c'est l'intuition ; le présent de l'avenir c'est l'attente. »

4. S. Zweig, *La guérison par l'esprit* (1931), Paris, Belfond, 1982.

De cette façon, aider le patient à dompter son passé, c'est l'aider à se reconstruire en tant que sujet de son histoire, à trébucher sur la « traîne immense de sa robe », mais aussi à la soulever pour continuer de marcher.

Q comme querelleuse

Juliette a 14 ans. Je l'ai croisée plusieurs fois lors de mes gardes aux urgences de psychiatrie adulte[1]. Nous avions ainsi déjà fait connaissance. Juliette vit en famille d'accueil depuis sa petite enfance. Sa mère souffre de troubles psychotiques graves et n'a jamais été en mesure de s'occuper de ses enfants. Son père est mort. Juliette présente depuis quelques années de graves crises clastiques qui la transforment en furie. Sa violence est rare pour une jeune fille de son âge et nombreux sont les soignants qui en ont fait les frais (fractures pour certains, morsures profondes pour d'autres...).

1. Lorsque les adolescents présentent des troubles du comportement hétéro-agressifs, il est indiqué qu'ils doivent se rendre aux urgences adultes (et non pas aux urgences enfants) où le personnel se veut davantage « musclé » et à même de contenir ces crises.

Son trouble s'apparente à une personnalité borderline avec de forts traits psychopathiques. À mon arrivée en tant qu'interne dans le service fermé de psychiatrie adulte, Juliette est en chambre d'isolement depuis plusieurs semaines déjà, et elle suit un protocole de contention très particulier. Chaque jour, elle a une heure de moins de contention. Au moindre écart à la règle du service, Juliette risque de revenir au point de départ et d'être contentionnée de nouveau plusieurs heures par jour.

Novice dans ces couloirs étranges, plongée dans une atmosphère que je ressentais au départ comme étouffante[2], cette situation m'a franchement dérangée. Le médecin et l'équipe du service étaient tous plus ou moins d'accord pour maintenir ce protocole devant le danger que représentait Juliette et le manque d'effectif soignant pour faire face à

2. J'ai réalisé mon premier stage en psychiatrie en tant qu'externe aux hôpitaux de Saint-Maurice (ancien hôpital Esquirol) en banlieue parisienne. J'y ai croisé les premiers patients sous neuroleptiques, assisté à mes premières séances d'électro-convulsivo-thérapie (ECT, ou anciens électrochocs). Je me suis promis à l'époque de ne jamais oublier la première impression : celle de pénétrer un autre monde où tout mettait mal à l'aise, la violence qui régnait dans les services fermés, la façon aussi dont les médecins semblaient dicter aux malades comment ils devaient se comporter et obéir à des lois très strictes.

un tel comportement furieux. Il est pourtant mentionné, dans la Synthèse de la recommandation de bonne pratique de la Haute Autorité de santé de février 2017 concernant la *Contention mécanique en psychiatrie générale*, que cette mesure ne doit avoir lieu « en aucun cas pour résoudre un problème administratif, institutionnel ou organisationnel, ni répondre à la rareté des intervenants ou des professionnels ». Et pourtant, face à une équipe soignante restreinte qui s'occupe de patients agressifs, la prescription de mise en isolement de ces patients s'impose parfois car il est évident que pour éviter certaines violences, le psychiatre n'a pas le choix.

Juliette est belle, ronde et souriante. Elle aime mâcher son chewing-gum avec nonchalance et décomplexion, la bouche grande ouverte. Elle a deux grands yeux malicieux et noirs comme des grottes. Quand son ciel s'assombrit, ses prunelles sauvages deviennent des torrents de rage. La jeune fille se jette alors sur une personne de l'équipe soignante et, dans un puissant embrasement du corps, elle attrape l'autre, l'empoigne, épouse les soubresauts de la réaction physique qui la contre, mord, griffe, hurle…

J'ai assisté à plusieurs scènes infernales de ce type. Généralement, le médecin se tient à distance de la mêlée afin de pouvoir coordonner les soins à prodiguer. J'ai donc pu observer avec méticulosité la façon dont se déroulaient ces moments de violence provoquée par Juliette la querelleuse. J'ai remarqué d'abord que la personne agressée était toujours une personne qui comptait pour Juliette, une infirmière qui s'était beaucoup investie auprès d'elle, un aide-soignant avec qui elle fumait sa cigarette tous les jours, bref une personne avec qui elle avait un lien fort. Ce qui m'a stupéfaite aussi, c'est la tendresse avec laquelle Juliette s'enfouissait dans les bras de ceux qu'elle attaquait. Ses crises du comportement, aussi violentes qu'elles soient, se métamorphosaient en gigantesques câlins. Cette tournure singulière que prenait la dominante d'expression par le corps et les agirs chez Juliette m'a mis cette idée dans la tête : il ne s'agissait pas de moments uniquement « psychopathiques » mais bien plutôt de cris du cœur. Juliette n'essayait-elle pas de détruire les liens pour ne pas avoir à souffrir l'angoisse de les imaginer disparaître ? Juliette vivait dans l'angoisse de perdre les personnes avec qui elle nouait des liens « d'amour », et elle tentait donc de détruire ces liens avec ses objets d'amour, pour ne pas vivre la douleur, ne pas vivre la perte de voir ces liens un jour disparaître.

Avec ce nouvel éclairage psychopathologique, je ne pouvais que m'inscrire en faux contre le protocole de soin qui était le sien. J'adressai au foyer qui s'occupait d'elle et au chef de service de l'époque un courrier afin d'envisager rapidement un changement de prise en charge thérapeutique de cette adolescente. « Notre structure hospitalière et psychiatrique dispose de moyens thérapeutiques qui ne sont plus adaptés en regard de l'évolution psychique de Juliette. Le recours à la contention physique avait été indiqué comme moyen thérapeutique face à la violence des crises clastiques de la patiente. Aujourd'hui la mise en contention, significativement moins fréquente devant l'amenuisement en intensité et quantité des troubles du comportement, a perdu sa visée thérapeutique pour laisser place à un strict intérêt éducatif. Pour une équipe sensible à l'éthique médicale, cette situation est devenue de ce fait intolérable », disait mon courriel.

En même temps que mon indignation, je faisais venir l'adolescente dans mon bureau chaque jour pour des entretiens quotidiens. Je l'ai écoutée comme on écoute une petite fille, nous avons inventé des histoires, nous avons dessiné, nous avons chanté et même rigolé. Au moment où je prenais ce poste d'interne, l'équipe était à bout, épuisée par des mois avec Juliette qui mettait clairement à mal l'ensemble du service et poussait à faire exploser le cadre. La capacité contenante et soignante de l'équipe était dépassée.

Avec cette patiente, il est évident que les mesures coercitives devaient être abandonnées au profit d'autres thérapeutiques plus prometteuses. Encore fallait-il qu'un regard neuf s'intéresse à cette situation clinique pour essayer de faire changer les regards qui s'étaient durcis autour d'elle du fait de la violence physique et psychique qu'elle infligeait à toute l'équipe. N'ayant pas été « victime » de ses coups et ayant repéré quelque chose qui me semblait très important pour la suite de sa prise en charge, j'ai pu, avec l'équipe soignante, accompagner Juliette vers une autre modalité d'agir et mettre en place un système de « défense » contre l'instabilité psychique qui était la sienne.

Faire confiance à son regard, à ses impressions, à ces métaphores qui naissent en nous face aux patients, est au cœur du métier de psychiatre que je conçois. Sans une certaine sensibilité ou méticulosité dans l'observation, mais aussi sans une certaine écoute dans la manière dont nous touchent les « tableaux » cliniques au sens pictural du terme, il me semble que je passerais à côté de clefs diagnostiques et thérapeutiques.

R comme remède

Interne en psychiatrie. Ça y est ! Je suis habilitée à prescrire des médicaments.

Dans ma spécialité, il s'agira surtout de psychotropes, ces substances qui, littéralement, se dirigent vers le psychisme, agissent sur le psychisme pour le modifier, pour le transformer. Abracadabra, je peux prescrire des médicaments qui opèrent sur l'esprit ! Abracadabra, je l'ai appris de Delphine Horvilleur, signifie en araméen « *abra* "il a fait" *cadabra* comme il a dit. "Faire comme on a dit" est le propre de la parole performative. Le verbe crée une réalité qui ne lui préexistait pas. Par un mot, le monde change[1] ». Le psychotrope fait ce qu'il dit, il chemine vers la psyché. Pourquoi m'apparaissait-il donc aussi « magique » et aussi performatif ?

---

1. D. Horvilleur, *Vivre avec nos morts*, Paris, Grasset, 2021.

Pourquoi sa prescription n'allait-elle et ne va-t-elle toujours pas de soi pour le médecin que je suis devenue ? Est-ce parce que son tropisme se loge dans le cerveau, dans le psychisme, dans le moi du patient ? Panique à bord.

N'est-ce pas bizarre et imprudent d'être ce prescripteur qui recommande, voire qui commande et impose, la prise d'un produit qui va exercer sur l'esprit du patient ses effets modificateurs ? Évidemment, il s'agit de rechercher ses effets modificateurs thérapeutiques, mais quand bien même ils seront thérapeutiques, le patient risque de traverser une expérience étrange puisque le médicament modifiera l'état de conscience. Le psycholeptique va le sédater. « Tenez, madame La Lune, vous n'arrivez pas à dormir ? Prenez donc un somnifère ! », « Vous êtes angoissé monsieur Brouillard, j'ai là un anxiolytique incroyable », « Vous ne vous sentez pas dans votre état normal, monsieur Jekyll-et-Hyde, prenez donc ce neuroleptique, il vous remettra les idées en place ! » Le psychoanaleptique va le stimuler. « Vous êtes tristounette, madame Saule Pleureur ? Un comprimé de cet antidépresseur et vous ne sentirez plus rien ! » Le psychodysleptique va modifier les perceptions. « Vous êtes bien déconcentré monsieur Crack, tenez, une petite amphétamine et tout rentrera dans l'ordre ! », « Un petit verre de rhum, monsieur Verdo ? », mais non mais non, restons en psychiatrie !

Ce petit passage taquin au sujet des psychotropes vise à souligner le fait que ces médicaments ne sont pas des remèdes comme les autres dans le sens où ils vont agir sur une partie du corps qui, depuis des milliers d'années, fait l'objet justement d'un traitement particulier, à savoir l'âme ou l'esprit. Certes, on peut parler du cerveau comme de l'ensemble des centres nerveux logés dans la boîte crânienne ; mais si l'on se détourne d'une définition strictement anatomique et physiologique, on peut aussi désigner cette partie du corps comme le siège de l'âme, celui de la pensée et de la subjectivité. Ainsi, prescrire un médicament psychotrope revient quelque part à modifier ce qui fait l'être même du patient, sa particularité.

Abracadabra, je peux prescrire des médicaments qui vont vous transformer, voire vous métamorphoser ! Justement, c'est cet Abracadabra qui a participé à ma prudence quant à l'usage des psychotropes en psychiatrie.

On apprend à repérer pendant nos études médicales les effets indésirables induits par la prise de psychotropes. Lors de mes premiers stages et gardes d'interne, j'étais paniquée à l'idée d'avoir affaire à un syndrome malin des neuroleptiques, cette urgence vitale provoquée par la prise d'un antipsychotique. La moindre fièvre élevée chez un patient, le moindre syndrome confusionnel, me plongeaient dans des états de stress et de vigilance extrêmes. Mais au-delà de ces urgences diagnostiques et thérapeutiques provoquées par la prise de neuroleptiques et qui me faisaient peur, c'est la prescription même de ces médicaments qui m'est toujours apparue différente des autres prescriptions médicamenteuses. Prescrire un traitement antalgique ou un traitement antidépresseur ne revient pas au même. Je crois qu'en fait je n'ai jamais eu autant la sensation que derrière tout psychotrope, il y a un prescripteur.

Certes, derrière tout médicament il y a un médecin. Mais j'ai vite compris en psychiatrie, notamment en travaillant dans les services fermés, et donc avec des patients qui ne voulaient pas des traitements recommandés, que la prescription de ces produits m'engageait particulièrement.

J'allais devenir la coupable, celle à cause de qui on ne ressent plus rien sur le plan affectif, celle à cause de qui on a des tremblements, des raideurs musculaires, des ralentissements, celle à cause de qui on n'arrive plus à parler parce qu'on a la bouche toute sèche, celle à cause de qui on a les yeux qui plafonnent et les jambes qui s'impatientent, celle à cause de qui on ne se sent tout simplement plus soi. L'effet du neuroleptique, pour prendre comme exemple un produit puissant et central de notre discipline, pour être thérapeutique, passe par une modification de l'état de conscience. Abracadabra, ce médicament va vous être bénéfique si vous acceptez (ou pas si vous n'avez pas le choix) que l'ordre qui vous régisse soit chamboulé. Vous ne ressentirez plus les stimulations extérieures de la même façon, vous ne marcherez plus de la même façon, vous n'aurez pas les mêmes émotions que d'habitude, vous ne penserez plus comme d'habitude.

Devant une telle présentation, je ne suis pas sûre que l'on réussirait à rassurer nos patients quant à la prise de psychotropes. Et pourtant il s'agit de la réalité de ces thérapeutiques. Elles isolent sensoriellement les patients du monde, et elles font advenir de nouvelles perceptions. Certes, il faut en passer par ce bouleversement que j'appellerais presque psychosomatique, pour retrouver un équilibre psychique, mais les remèdes en psychiatrie restent des outils à manipuler avec prudence et à consommer avec modération !

T comme titre

« Dans la peau d'une interne en psychiatrie », ce titre pour le moins décolleté me permet d'offrir une place aux corps.

Au mien d'abord, qui occupe un espace physique et psychique important[1] dans mon métier ; à celui des psychiatres, qui en parlent peu ; et enfin à celui des patients, qui est souvent en première ligne dans la relation de soin médicale et psychiatrique.

Aux abords du pavillon de Psychiatrie de l'hôpital civil de Strasbourg, nombreux sont les patients qui se promènent, se rendent en consultation ou en repartent. J'ai toujours été étonnée de constater combien mon corps était capable de « capter » ces autres corps sensiblement atteints dans leur façon de se présenter au monde. Un galop

1. D'autant plus quand il « s'épanouit » lors de mes différentes grossesses.

presque intrépide chez cet homme, une légère lassitude pesante chez cette femme, une cadence un peu bizarre, une démarche quasi chancelante, les corps en disent long sur ce qui les habite, et sur ce qui les hante. Et sans les avoir spécialement observés, ces corps intrigants frappaient mon esprit par de toutes petites choses, des détails, des broutilles pour ainsi dire. C'est au travers de perceptions sensorielles, d'abord, que ces broutilles du corps étaient attrapées par mon esprit. C'est une chair de poule, une envie de se retourner pour voir, une sensation de malaise, un amusement, qui me mettaient sur la voie de ces passants pas comme les autres. Ils se révélaient, après observation, être des patients que j'identifiais comme allant se faire soigner en psychiatrie.

Cette remarque préliminaire à mon propos vise à planter le paysage psychiatrique avant même le décor de l'entretien. Par paysage psychiatrique, j'entends la façon dont le psychiatre est présent au monde, la façon aussi dont il est présent à l'autre homme et parmi ces autres hommes, aux patients. Le paysage psychiatrique c'est tout simplement la manière dont moi, médecin, mais aussi moi, Myriam Freret-Hodara, avec tout mon bagage subjectif, je rencontre l'autre. C'est une allure, celle avec laquelle le médecin psychiatre s'inscrit dans le monde sensible, et surtout la forme que prennent sa sensibilité et son mode d'être à l'autre dans la relation de soin. Car le style individuel du soignant va teinter la rencontre médecin-patient d'une couleur toujours idiosyncrasique ; le caractère singulier du médecin va opérer sur la prise en charge ses effets ; qu'on le veuille ou non, il n'existe pas, en psychiatrie, de protocoles de soin tout tracés, dans la mesure où, toujours, et malgré les efforts acharnés de la recherche à l'objectivité, persistent les manifestations de la rencontre subjective. N'en déplaise au *Manuel diagnostique et statistique des troubles mentaux* (DSM) qui semble soutenir l'idée qu'un prescripteur puisse être, comme le dit Guy Dana, « anonyme et interchangeable[2] », la psychiatrie résiste, je trouve, à l'anonymat. Elle tend à tenir tête au DSM en cela qu'elle force les médecins à soigner avec tout leur être, tant le cataclysme qu'est la folie est puissant et en appelle à toute notre force subjective et à notre identité robuste pour tenter de la soigner. C'est donc depuis

---

2. G. Dana, *Quelle politique pour la folie ? Le suspense de Freud*, Paris, Stock, 2010.

ce lieu d'individualité marquée, d'accord intime, que le psychiatre reçoit, il me semble, le patient. Dans la peau donc…

La peau a cette fonction épidermique et proprioceptive, elle permet à la fois de dessiner des limites, d'établir des barrières mais aussi de recevoir des messages, de filtrer les échanges. Il me semblait important d'évoquer cette peau puisque c'est au travers de cette enveloppe qui délimite nos corps, que je rencontre les patients. C'est avec une sorte d'intuition d'abord physique, presque palpable dans l'air, que j'aborde les patients. Et cette chose que je sens d'abord, que je ressens ensuite, et que je suis amenée par la suite à organiser et traduire dans la sémiologie psychiatrique qui est la nôtre, me révèle une part de « vérité » sur le sujet qui se rend en consultation.

En m'inspirant de Didier Anzieu et de son concept de Moi-peau[3], j'imagine une approche clinique du patient qui se dessine au travers d'une perception physique de l'autre, un ressenti, un toucher qui, sans rien en dire dans le champ immédiat du langage psychiatrique, en dit long.

---

3. D. Anzieu, *Le Moi-peau*, Paris, Dunod, 1995, rééd. 2023.

Ainsi, une patiente adolescente, reçue sur une nuit de garde, m'électrise. Elle arrive dans un état de tension interne et externe phénoménale, transportant avec elle un climat malsain et dérangeant digne des meilleurs thrillers, qui me plonge dans une atmosphère viscérale. Cette vive impression produite sur moi, avant même de comprendre davantage à qui et à quelle situation j'ai affaire, fait exister une réponse chez la patiente. Par quelle posture ai-je fait face (ou dos) à son entrée fracassante sur la scène médicale ? Je ne sais plus très bien. Mais je me souviens d'avoir tout fait pour avoir l'air le moins étonné possible, voire le plus détaché possible, comme pour ne pas être embarquée trop violemment dans sa « combine » psychopathique. « Trop cool vos baskets », me lâche-t-elle entre deux invectives sanglantes contre sa mère et contre la police qui les accompagne. Le suivi de cette patiente a duré trois ans. Est-ce grâce à ma paire de baskets qui avaient « détendu l'atmosphère » ? Quelque part oui. J'ai échappé à la « peau de vache » par laquelle elle m'aurait sûrement désignée, si je n'avais pas vécu ce que Dominique Fessaguet appelle le « contre-transfert corporel[4] » et qui permet de mettre sur la voie d'un accordage corps-psyché pour qui sait y être sensible.

Car nous sommes, en tant que psychiatres, des caisses de résonance. Notre corps est cette enceinte dans laquelle se produisent des phénomènes de résonance, et depuis laquelle les sons sont rendus accrus et intensifiés par les propriétés propres du corps retentissant en question. Les propriétés propres, ce sont l'ensemble des facultés d'accueil et de restitution qui vont opérer chez chacun d'entre nous différemment, mais qui vont permettre à la relation soignant-soigné de se tisser avec force.

Les patients vont recevoir à leur tour une impression, dans une langue infra-langagière qui va tenir lieu de réponse. « Je sens chez vous des ondes basses », m'a récemment glissé un patient, chanteur de métier, qui n'avait pas consciemment remarqué que j'étais enceinte de six mois. Il avait donc perçu avant même de voir. Les corps parlent, se parlent, sont indiciels de quelque chose qui concerne aussi le travail psychique.

---

4. D. Fessaguet, « Résonances corporelles », *Champ psy*, vol. 63, n° 1, 2013, p. 65-74.

Comme l'a dit Hopper : « Si vous pouviez le dire avec des mots, il n'y aurait aucune raison de le peindre. » À l'instar de la peinture, il est dans la relation médicale « un temps pour se taire et un temps pour parler[5] », et ce temps du silence n'est pas un temps mort mais bien plutôt un temps fort qui, en laissant se déployer la part proprement sensible des individus en présence, ouvre au médecin et au patient tout un champ des possibles.

---

5. Livre de Kohélet 3.

U comme urgence

Souvent, les patients « psychiatriques » provoquent chez ceux qui les croisent de la surprise, ils éveillent un grand étonnement par leurs propos insolites, leurs comportements inattendus, imprévisibles, qui obligent à sortir du « ronron du bavardage quotidien[1] ». La médecin que je suis n'échappe pas à la règle, je suis très étonnée moi aussi devant certains patients que je rencontre. C'est du contact avec les patients d'emblée étranges et bizarres dont je voudrais parler ici. Ceux dont on dit dans le langage psychiatrique actuel qu'ils traversent un délire aigu, ceux que le psychiatre Henri Grivois appelle les « hommes en centralité ». « Devant eux (les hommes en psychose naissante), je reste

1. A. Didier-Weil, *Les trois temps de la loi*, Paris, Le Seuil, 1995, chapitre premier : « L'étonnement dans la vie quotidienne », p. 20.

comme la première fois, aussi stupéfait, aussi émerveillé, sinon ébloui[2] », écrit le psychiatre Henri Grivois qui a dirigé les urgences psychiatriques de l'Hôtel-Dieu pendant plus de vingt ans. Que faire de cette stupéfaction ? Que faire de cet étonnement ? Notre façon de vivre l'étonnement qui survient face à un autre radicalement différent va agir sur la consultation, va influencer la relation qui se noue entre le patient et le psychiatre et va aiguillonner la stratégie thérapeutique. Comment donc accueillir au mieux un individu en proie au plus grand tumulte ? Que faire de cet étonnement qui peut être très déstabilisant et qui ne cesse de jaillir à l'endroit de la rencontre avec les patients qui délirent ? Comment réagir dans des situations tintamarresques ?

Si je montre ou fais part de mon attitude dubitative à un patient qui hallucine, il ne me parlera plus. « Vous entendez ? » dit une patiente avec panique en m'attrapant le bras comme une petite fille. « Vous les entendez !? » murmurait-elle en tremblant lors d'une de mes gardes aux urgences psychiatriques. « Ils égorgent les bébés ! »

---

2. H. Grivois, *Le fou et le mouvement du monde*, Paris, Grasset, 1995.

Poser un regard surpris, éplucher cette dame du regard avec toute la curiosité morbide que l'on peut imaginer dans la profession médicale[3], est contraire à ce que je crois être une éthique du regard, regard au sens figuré, dans le sens d'une façon de considérer le patient et d'accueillir le patient. Au contraire, je me rallie au psychiatre Jean Oury pour dire qu'« il s'agit d'être dans une disposition d'esprit que j'ai souvent caricaturée comme "être dans une apparente naïveté" : tout croire ! sans honte, c'est-à-dire sans prestance spéculaire, sans récupération moïque ridicule et professionnelle[4] ».

Ainsi, ne pas signifier qu'on voit et qu'on écoute avec étonnement (dans le sens d'être en proie au doute), les bizarreries des patients délirants, ne pas ouvrir les yeux grands comme des soucoupes face

3. Dans la profession médicale, il est difficile de ne pas nier que l'on est tous plus ou moins excités quand on reçoit un patient avec une pathologie bruyante : depuis une rupture de l'aorte pour un chirurgien cardiaque jusqu'à la reconnaissance du cadavre d'un terroriste en cavale pour un médecin légiste, en passant par un délire profus pour un psychiatre. D'où l'idée de curiosité morbide avec laquelle il s'agit d'être au clair pour ne pas qu'elle nuise à la prise en charge du patient.

4. J. Oury et D. Roulot, « Schizophrénie et institution » (1er février 1984), dans *Dialogues à La Borde, Psychopathologie & structure institutionnelle*, Paris, Hermann, 2008, p. 47-95.

aux comportements parfois véritablement surréalistes qui se déroulent devant nous, c'est une posture de soin éthique. Grâce à ce « regard » détourné, on privilégie une relation immédiate, rapide, d'apaisement et presque de confiance avec les patients qui délirent et qui sont surtout très angoissés. Il s'agit de les écouter, de les accueillir dans toute leur étrangeté et de leur permettre de raconter, s'ils le souhaitent, les phénomènes vécus par eux, sans paraître surpris dans le sens de ne pas y croire. « Ce que vous racontez m'étonne madame Untel, je vous assure que personne n'égorge de bébés là-haut, et d'ailleurs je n'entends rien », ce genre de réponses à un patient délirant ne m'a jamais convaincue, au pire le patient ne vous livrera plus rien[5], au mieux il critiquera son délire, mais à quoi bon le critiquer puisque, au fond, il y croit dur comme fer, et que c'est justement avec cette certitude-là qu'il faut travailler.

J'ai le penchant de croire facilement aux histoires qu'on me raconte, je me laisse volontiers embarquer. Les patients qui rapportent des expériences mystiques, hallucinatoires, les patients qui errent pour des

5. Est-ce sûr qu'il y ait quelque chose à « livrer » d'ailleurs…

raisons totalement fantastiques… j'y crois. Non pas que je croie à ce qu'ils disent, mais je les crois eux, j'entends leur concernement, j'entends qu'ils sont entièrement bouleversés par ce qui leur arrive, par toutes ces choses qui s'adressent à eux. Pratiquer ce que je pourrais appeler une pudeur du regard, c'est-à-dire en étant étonnée le plus simplement du monde, on peut, je crois, permettre au patient le plus délirant de s'apaiser, en l'accompagnant dans le récit dont il est l'objet et qui le plonge dans des abysses d'angoisse.

Ainsi, face à des patients dans des états tumultueux, face à de telles expériences de « centralité » et de « concernement[6] », on ne peut qu'être étonné, dans le sens d'une incompréhension radicale. Henri Grivois répondait à la question : « Qu'est-ce qui réunit ces patients ? » rencontrés quotidiennement à l'Hôtel-Dieu. « Il m'est apparu, en deçà de comportements et de phrases à peine ébauchées, que ces hommes et ces femmes traversaient la même expérience de centralité, celle d'être au centre de la totalité des hommes. L'impression d'*arbitraire* qui s'y joint tient à l'incapacité, pour eux

6. H. Grivois, *op. cit.*, p. 15.

comme pour quiconque, de donner une explication à cette situation. » Il apparaît donc qu'un homme en proie à l'errance, pour qui le monde fait signe et dans lequel il ne comprend plus rien, est aussi dans l'étonnement. « Le concernement hante [...] certains individus, et à leur suite, les psychiatres. La clinique de la psychose se résume en une vaste évaluation du concernement. Tout un vocabulaire en précise les degrés : relation, référence, connivence, influence, emprise, envoûtement, possession, etc. » Selon Grivois, ce vocabulaire savant rend compte « de la surprise, de la perplexité ou de l'exaltation d'un homme aux prises avec un concernement interpersonnel qui l'angoisse ou le stimule[7] ». Ces patients « au centre de la totalité des hommes », sont étonnés eux aussi, ils décrivent bien qu'ils se sentent concernés par tout mais le sens véritable de ce qui leur arrive leur échappe. Drôle de coïncidence, que l'étonnement soit de mise des deux côtés de la rencontre, du côté du psychiatre comme du côté du patient, du côté de la médecine comme du côté de la folie. Et c'est peut-être dans cette drôle de coïncidence, justement, que le psychiatre et

7. *Ibid.*, p. 205.

le patient ont quelque chose à se dire et à construire ensemble.

Grivois soutient une prise de parole face à ces hommes transfigurés par la centralité. Il dit qu'il faut reconstruire la centralité avec eux, lui donner toute sa cohérence[8]. Il défend, dans ce moment exceptionnel qu'est la rencontre avec le patient en centralité, une non-habitude, un sentiment de première fois unique qui doit toujours être renouvelé afin d'aborder la centralité dont il est question de la façon la plus singulière qui soit. Comme Grivois, je pense que l'étonnement le plus simple face à ces patients est la meilleure façon de leur ouvrir une porte de sortie, sortie de la solitude terrifiante dans laquelle ils sont, sortie de cet état d'incompréhension obscure dans lequel ils sont plongés. L'étonnement que j'ai ainsi ressenti face aux patients m'a toujours aidée à « partager » les choses les plus incroyables qu'ils pensaient et vivaient, c'est cet étonnement qui m'a introduite auprès d'eux puisque j'étais simplement émue par ce qui leur arrivait. Ainsi j'étais prête et je leur ai toujours signifié lorsqu'il m'a été possible de les suivre, j'étais prête à être là et à les

8. *Ibid.*

accompagner dans ce « retour à l'état de départ[9] », avant « l'assemblage d'interprétations en délire[10] ». Ainsi, dans cet « effet de vérité partagée[11] », le patient trouve la force de surmonter l'épisode atroce qu'il est en train de vivre, et le psychiatre celle de l'accompagner.

9. *Ibid.*
10. *Ibid.*
11. *Ibid.*, p. 217.

V comme vie

Avant de mettre littéralement les pieds en psychiatrie, j'y ai mis littérairement la tête. J'avais, en effet, une représentation très puissamment « artistique » de la folie, médiée par les différentes œuvres littéraires, cinématographiques ou picturales qui m'avaient, tout en même temps, frappées de stupeur et transportées d'enthousiasme : l'asile de *San Clemente* filmé par Depardon dans les années 1970 ; le *Pèse-nerfs* d'Antonin Artaud, et ses *Fragments d'un journal d'enfer*, où le poète se « retrouve dans un état d'extrême secousse, éclaircie d'irréalité, avec dans un coin de soi-même des morceaux du monde réel[1] » ; *Les corbeaux*, un des huit court-métrages des *Rêves* de Kurosawa où le protagoniste se retrouve comme par magie à déambuler

1. A. Artaud, *Le Pèse-nerfs*, suivi de *Fragments d'un journal d'enfer*, Paris, Abrupt, 2020.

dans une peinture de Van Gogh pour finalement le rencontrer, fou et l'oreille arrachée ; les patients de la clinique de La Borde dans le long métrage d'Igor Barrère, filmés dans leur quotidien entre deux mondes ; une photo de François Tosquelles, nu-pieds sur un petit toit pentu, portant à bout de bras la maquette d'un énorme bateau rappelant la nef des fous… J'étais fascinée par cet univers qu'est la folie. Il exerçait sur moi un attrait irrésistible. Et j'avais le sentiment de m'y sentir davantage à ma place, allez savoir pourquoi.

Comment m'y suis-je installée depuis ? J'ai retrouvé à l'hôpital psychiatrique la puissance de vie qui m'avait tant attirée. Quelle est-elle exactement ? Par puissance de vie, j'entends cette rencontre avec les failles, celles des patients bien sûr, mais celles de nous autres soignants aussi, failles qui forcent chacun d'entre nous à se construire, mais avant de nous construire, failles qui nous avalent et qui nous perdent. C'est à la fois cet avalement, que je pourrais désigner par beaucoup d'autres mots métaphoriques et psychiatriques comme disparition à soi-même, dépression, faille narcissique, tentative de suicide, bouffée délirante aiguë, délire… ; mais aussi ce que nous pouvons bâtir sur cet avalement, sur cette brisure, sur ce cassé, qui fait la puissance de vie. La brisure et la possibilité de se construire avec, le cassé et la possibilité d'avancer en entier malgré tout, c'est dans la coexistence de la plus grande fragilité et de la plus grande force que réside la puissance de vie dont je ressens la présence à l'hôpital psychiatrique.

Après quelques années de côtoyeuse de folie, je ne regarde plus la maladie mentale comme la rançon du génie. Il ne s'agit plus pour moi de valoriser esthétiquement la folie comme l'ont fait les courants romantiques et surréalistes qui me charmaient tant. Soigner des patients, ça reste tout un poème, mais il s'agit moins de se placer dans un cadre poétique visionnaire que de pratiquer une poiésis, une technê, un savoir-faire qui se nourrit de l'expérience renouvelée au contact des patients, des psychiatres, des soignants, de l'habitude et des connaissances.

Cependant, subsistent des lignes de force du côté de l'inattendu. Comme le dit le professeur Jean-Christophe Weber dans l'introduction de son ouvrage *La consultation*, il existe une « pratique médicale bien plus proche de l'artisanat, lequel implique [la mise en œuvre d'] une "micro-créativité"[2] » du praticien, afin de prendre en charge des patients toujours singuliers pour lesquels aucune action médicale ne saurait être « complètement prévisible et reproductible[3] ».

Ainsi, en psychiatrie, la folie reste une muse mais au service du soin. Dans les forêts angoissantes de son royaume, il s'agit de mettre à l'ouvrage un savoir pratique et adapté au patient, un savoir qui cherche à épouser le singulier, et, dans cette rencontre toujours nouvelle avec le patient, oblige le médecin à un mouvement thérapeutique, créatif et vivant, à un élan éthique vers la vie.

---

2. « La microcréativité spécifique à une pratique professionnelle s'étaye sur une disposition fondamentale de l'espèce humaine [...] qui conduit, depuis l'enfance, à imaginer, inventer, produire. La créativité originelle, basique, c'est en quelque sorte le fait de conserver tout au long de sa vie une faculté qui "fait partie de l'expérience de la première enfance : la capacité de créer le monde" », J.-C. Weber, *La consultation*, Paris, Puf, 2017.
3. *Ibid.*, p. 9.

W comme western

Jean Oury dit des psychiatres qu'ils devraient subir l'épreuve des gangsters, il appelle ça aussi l'épreuve du regard périphérique. « Un postulant doit marcher dans une rue bordée de bijouteries en regardant droit devant lui et, à l'arrivée, décrire le contenu des bijouteries de chaque côté de la rue. » Au début de l'internat, cette épreuve du gangster m'a interrogée et amusée tout à la fois. À dire vrai, elle m'a tout de suite parlé. Peut-être parce que j'ai toujours secrètement rêvé d'être un brigand, un espion ou encore un cow-boy. Brigand pour le côté gouailleur des « tontons flingueurs », espion pour la panoplie invisible et secrète, cow-boy car il impose silence et concentration.

L'épreuve du regard périphérique, c'est voir le plus de choses sans en avoir l'air, c'est regarder autour, pour enregistrer le centre ; c'est pouvoir observer les patients avec discrétion et poser notre regard sur ces derniers avec délicatesse.

Le regard est fondamental dans la rencontre du psychiatre avec son patient. Il est ce qui permet au médecin, en un coup d'œil d'abord, d'avoir une première impression de la personne qui vient. Impression dans le sens d'une réception d'empreinte. La rencontre avec le patient produit un effet sur notre sensibilité. Elle nous imprègne, nous impressionne. Ce peut être une drôle d'impression, une peur, un amusement, un rejet, un étonnement par exemple. En tous cas, le regard posé sur un patient qui vient consulter ne laisse pas indifférent. Le patient, en tant que source lumineuse, entre dans l'œil du médecin, il lui « tape à l'œil » d'abord, et la forme que prend ce tapage dit déjà quelque chose de leur rencontre. Rencontre dérangeante d'emblée par exemple avec un patient pervers qui s'avance l'air princier et obséquieux. Rencontre éclatante avec une patiente hystérique colorée de mille feux. Rencontre écrasante avec un patient-« détraqueur[1] » qui s'avance, éteint, et croule sous le poids de la dépression.

Dans les manuels de psychiatrie, l'examen clinique débute par une étude de la « présentation » du patient. Cette présentation (dans le sens d'aspect général), comporte, grâce au regard, l'analyse de l'apparence (allure, hygiène), de la mimique (hypermimie, hypomimie, dysmimie), et des activités psychomotrices (excessives, diminuées, inadaptées). Cette description sémiologique est importante mais elle n'est pas ce qui m'importe ici. Car cette présentation-là se trouve en deçà de ce qui émane de nos patients. Et en deçà de ce qui s'impressionne, chez nous, de nos patients. Plus que la façon dont le patient se présente en façade, il y a la façon dont le patient se montre à l'autre, se présente à l'autre, représentation donc, et qui dit quelque chose de lui et de sa façon d'être au monde.

Au fil de mon apprentissage, j'ai été amenée à donner une place importante à ce

1. Le monde de *Harry Potter* regorge de créatures et de métaphores qui sont parlantes en psychiatrie. D'ailleurs le fameux Patronus, ou sort protecteur, qui permet de neutraliser les Détraqueurs, est important à posséder dans notre métier. Il permet de ne pas succomber aux plaintes et difficultés des patients que nous rencontrons.

que l'on pourrait appeler l'atmosphère qui se dégage des personnes que je rencontre. « Atmosphère, atmosphère ! Est-ce que j'ai une gueule d'atmosphère[2] ! » réplique Arletty à Louis Jouvet lors d'une scène inoubliable sur le canal Saint-Martin à Paris. Oui, Arletty ! on a tous une gueule d'atmosphère et c'est cette enveloppe gazeuse et singulière qui entoure chaque patient, cette brise qu'ils apportent avec eux, que je m'évertue à percevoir avec le plus d'acuité possible à

---

2. Cette réplique est tirée du film *Hôtel du Nord* de Marcel Carné, alors que madame Raymonde (Arletty, une prostituée) et Edmond (Louis Jouvet son *protecteur*) se disputent sur une écluse qui enjambe le canal Saint-Martin, non loin de l'Hôtel du Nord que l'on aperçoit. Edmond veut partir à la pêche à La Varenne et se plaint de Raymonde qu'il trouve trop *collante*, elle voudrait qu'il aille avec elle à Toulon.
« Alors rien, j'en ai assez tu saisis, je m'asphyxie ! Tu saisis, je m'asphyxie !
– À Toulon y'a de l'air puisqu'il y a la mer, tu respireras mieux !
– Partout où on ira ça sentira le pourri.
– Allons à l'étranger, aux colonies !
– Avec toi ! ?
– C't'idée !
– Avec toi ce sera partout pareil. J'ai besoin de changer d'atmosphère, et mon atmosphère… c'est toi !
– C'est la première fois qu'on me traite d'atmosphère ! Si je suis une atmosphère, t'es un drôle de bled ! Les types qui sont du milieu sans en être et qui crânent à cause de ce qu'ils ont été on devrait les vider ! *Atmosphère ! Atmosphère ! Est-ce que j'ai une gueule d'atmosphère ?* Puisque c'est ça, vas-y tout seul à La Varenne ! Bonne pêche et bonne atmosphère ! »

chaque première rencontre. Ainsi, au-delà d'une allure bizarre ou d'une incurie, au-delà d'une amimie et d'une instabilité psychomotrice, on perçoit à travers notre regard une infinité de détails singuliers qui vivent chez nos patients et qu'il s'agit de ne pas étouffer, au contraire. Une couleur volcanique, un frémissement, une odeur de sainteté, une texture briques, une force vive, un sombre chagrin, une infinie bonté, une ritournelle, des yeux noyés par le sommeil, une figure humble, un équilibre ignoré, un vent audacieux, d'immenses cheveux. Ces atmosphères-là, qui environnent, qui se dégagent, ces atmosphères-là sont précieuses pour moi, et je tente de les capter par l'intuition de mon premier regard. Ainsi, comme un peintre qui s'évertue à rendre compte de ses impressions, je tente d'attraper les atmosphères des gens que je rencontre en consultation.

Pour ce faire, l'épreuve du gangster, ou celle d'un autre regard. Autre dans le sens d'un regard différent, qui viserait à saisir non pas ce qui se voit, mais ce qui ne se voit pas, ou plutôt se voit moins chez le patient. Un regard qui s'attacherait à saisir l'insaisissable, et pour tendre son regard vers l'insaisissable, je crois que cela vaut autant pour le psychiatre que pour l'artiste, il faut porter une grande attention à la pudeur de son regard.

Ainsi, j'ai essayé de souligner dans ce western le passage d'un regard perceptif à un regard plus impressionniste. D'abord l'organe œil, qui voit le patient et le décrit de la façon la plus objective possible ; puis un œil particulier, celui d'un psychiatre particulier qui perçoit le patient par touches plus subjectives ; pour aboutir à un regard périphérique. Le regard périphérique, ou celui du gangster, qui voit sans voir. C'est-à-dire qui ne voit pas le visible mais l'invisible, qui perçoit, s'il y porte toute son attention, la fameuse atmosphère d'Arletty, celle qui fait de chaque patient un être toujours singulier, toujours insaisissable et toujours en dévoilement.

XYZ comme eXaminate Your Zipper[1]

« Claude, ferme ta braguette ! » c'est la phrase qu'il fallait lui répéter sans cesse.

Claude a été déposé par ses parents à l'hôpital psychiatrique car ceux-ci étaient « à bout ». Leur fils de 34 ans était « insupportable, insultant et dangereux ». « Ah si si, dangereux, il a failli nous tuer avec une chaise ! » m'avait rapporté sa mère très remontée contre un fils qui m'apparut d'abord comme un grand benêt avec sa démarche mal assurée. « Quand il est en colère, il me traite de tous les noms, il se met dans une rage folle, il est transformé, hors de lui, il me fait peur », dira encore sa mère. Claude va donc passer quelque temps

1. Sigle utilisé sur les portes des toilettes publiques dans les pays anglo-saxons, qui signifie « Vérifiez votre braguette ».

dans le service fermé de psychiatrie. Situation classique d'hospitalisation de « répit » pour un couple parental qui s'occupe depuis toujours d'un fils atteint de retard mental.

Claude est obnubilé par les trains. Comme un tout petit garçon est obsédé par les ballons ou les chevaux. Il adore les westerns, les visites touristiques et les parcs d'attraction. À part les trains, Claude aime parler de ce qu'il va manger, de ce qu'il a mangé, de ce qu'il aimerait manger, de ce qu'il pourrait manger si c'était Mardi gras ou son anniversaire, s'il allait au restaurant ou à la fête foraine. Quand il ne parle pas de trains ou de glaces à la pistache dans le service à qui veut bien l'écouter, il déambule en agitant ses bras, ses mains tremblent, mélange de tics et de dyskinésies tardives, effets secondaires des neuroleptiques qu'il ingurgite sagement depuis bientôt vingt ans.

Claude a tout le temps l'air inquiet. Il n'est pas du tout autonome, il suit les soignants comme s'ils étaient des parents de substitution. Il ne sait pas vraiment s'occuper tout seul, il ne sait pas préparer un repas, il ne sait pas lire ni écrire, il ne sait pas faire un trajet seul, il ne sait pas se laver ni s'essuyer les fesses. Par contre, Claude sait ouvrir une canette de soda, il sait broder du canevas, il sait tenir un stylo et passe des heures à remplir des lignes de signes étranges dans un cahier de façon très méticuleuse.

Souvent, je l'ai regardé écrire. Sa concentration est très intense dans ces moments-là. Quand il écrit, Claude n'a plus l'âge de sa débilité. Il a l'air d'un vieux sage chinois qui inspire le respect. Ses lignes d'écriture ressemblent à des notes de musique venues d'un autre temps, à des vagues harmonieuses et paisibles, « Viens ! » semble nous dire cette partition mystérieuse, « une flûte invisible Soupire dans le verger[2] ». Autant de hiéroglyphes magiques qui viennent me suggérer que Claude, tout « déficient » qu'il soit, abrite un monde intérieur bien à lui. Se tourner vers cet univers pour comprendre quelque chose à Claude et lui éviter peut-être les moments de violence qui le submergent m'est apparu soudainement.

« Claude, ta braguette ! » lui redit-on sans cesse. Interpellé de cette manière, Claude semble ravi, il a l'habitude de répondre à l'impératif, il est même très fier de montrer qu'il a compris et qu'il sait obéir. Claude, c'est un peu la « chose » de sa mère, dans la mesure où il se soumet entièrement aux

---

2. *Viens !, une flûte invisible*, poème de Victor Hugo.

attentes de cette dernière. Quand ils sont en présence l'un et l'autre, à chaque question posée à Claude, celui-ci se retourne vers sa mère et suspend absolument son regard au sien, attendant qu'elle réponde à sa place, béat, « espérant on ne sait quel rayon inconnu, quand viendrait du réveil la lumière subite[3] ».

Claude est comblé par sa mère. Sa mère c'est son aimée, son amie, sa protectrice, sa bienfaitrice, sa tutrice, sa cuisinière, son frigidaire, son armoire à cuillères, son évier en fer et son poêle à mazout. C'est sa lune, c'est son soleil, son réveil, son porte-savon, son papier toilette, ses vacances. Sa mère c'est aussi son père, tant le père s'est éclipsé, tant la mère s'est imposée et fait loi. La parole de sa mère est d'évangile et Claude, dans tout ça, n'a pas tellement son mot à dire.

« J'étais… » commence Claude.

« Il était fâché oui, mais il était surtout… » coupe la mère en fixant son « andouille de fils ».

« …insupportable depuis le matin », finit Claude.

La mère dicte les phrases de Claude, elle lui impose ce qu'il doit dire, elle parle de lui

---

3. *Booz endormi*, poème de Victor Hugo.

à la troisième personne, elle et lui ne font qu'un, elle EST Claude.

« Le sujet, c'est avant tout un être de dialogue[4] », rappelle Maud Mannoni[5], à la suite de Jacques Lacan. Comment accéder au statut de sujet donc, comment devenir un JE, un être de dialogue, si toute possibilité d'expression est d'emblée impossible. Durant mon internat, j'ai croisé plusieurs patients atteints de retards mentaux pour lesquels l'accès à la parole était comme empêché par une relation mère-fils très particulière (il peut s'agir évidemment d'une relation père-fils mais c'est plus rare). Cet empêchement révèle en fait une difficulté des mères d'enfants touchés par un retard mental à les laisser devenir des enfants autonomes. Les raisons sont multiples et différentes pour chaque famille mais, depuis ma place de psychiatre, il semblait important de donner à ces patients « cette dimension de sujet qui leur est si parcimonieusement accordée[6] ».

---

4. M. Mannoni, *L'enfant arriéré et sa mère*, Paris, Le Seuil, 1964.
5. Pédopsychiatre et psychanalyste qui s'est spécialisée dans le problème des psychoses infantiles, de l'autisme et du retard mental.
6. *Ibid.*, p. 58.

« Un être humain a tout à gagner à ne pas recevoir d'un membre de la Société un verdict sans appel », lit-on dans la *Conclusion pratique* du livre de Mannoni. Selon elle, avant de prendre en compte le quotient intellectuel d'un enfant ou son atteinte organique, il faudrait interroger « le sens qu'a pu prendre la débilité pour lui et pour [ses parents][7] » afin de comprendre à quel point le milieu familial (et la façon dont le retard mental d'un enfant impacte sa famille) pèse sur le devenir d'un enfant et sur la possibilité de devenir plus autonome, plus « intelligent », plus sujet de sa propre vie.

« Claude, je me permets de vous dire que votre braguette est ouverte… »

7. *Ibid.*, p. 175.

Table des matières

Préambule 9

B comme blues 13

C comme cabotin 19

D comme destinée 29

E comme entre 37

F comme fermé 45

G comme Gōng 53

H comme hors de 57

I comme
Il était une fois dans l'ouïe 67

J comme Jasper Gwyn 75

K comme Kadhafi 81

L comme lumière 93

M COMME
MARIE L'INDOMPTABLE 99

N COMME NUIT 111

O COMME OURY 119

P COMME PASSÉ 131

Q COMME QUERELLEUSE 139

R COMME REMÈDE 147

T COMME TITRE 153

U COMME URGENCE 161

V COMME VIE 169

W COMME WESTERN 173

XYZ COMME EXAMINATE YOUR
ZIPPER 179

Dépôt légal : mai 2023 - N° imprimeur : 042375358

Imprimé en France par Présence Graphique - Monts